AF500179

Dr E. J. MOURE
rgé de cours à la Faculté de Bordeaux

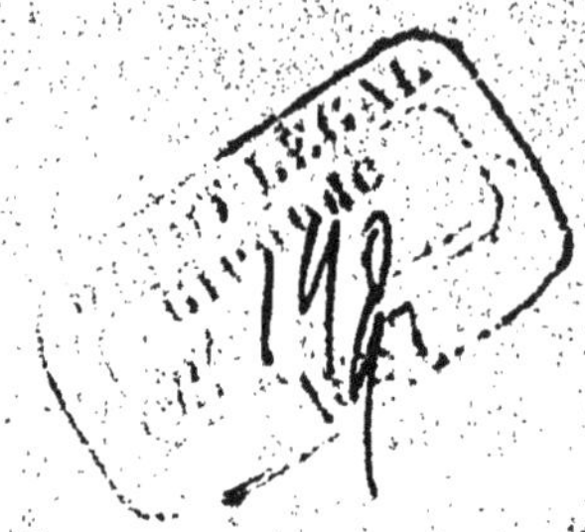

TRAITEMENT DE L'OZÈNE

RHINITE ATROPHIQUE FÉTIDE

BORDEAUX
ERET ET FILS, ÉDITEURS
5, cours de l'Intendance

PARIS
OCTAVE DOIN, ÉDITEUR
place de l'Odéon, 8

1897

COMMUNICATION FAITE AU CONGRÈS

DE LA

SOCIÉTÉ FRANÇAISE D'OTOLOGIE, DE LARYNGOLOGIE ET DE RHINOLOGIE

Tenu à Paris, du lundi 3 mai au jeudi 6 mai 1897.

TRAITEMENT DE L'OZÈNE

Par le Dr **E. J. MOURE**

Chargé du cours d'Otologie, de Laryngologie et de Rhinologie
à la Faculté de médecine de Bordeaux.

Si vous avez mis à l'ordre du jour de cette session le traitement de l'ozène, c'est que, tous, vous savez combien l'on est peu d'accord sur cette intéressante question dont la pathogénie définitive est loin d'être établie. Je ne rappellerai pas ici les différentes théories invoquées pour expliquer l'apparition de la maladie ou sa persistance en dépit des traitements les mieux institués et les plus régulièrement suivis; je me bornerai simplement à établir les symptômes principaux, caractéristiques en quelque sorte de l'affection; l'atrophie de la muqueuse et du tissu osseux, cornets en particulier, l'hypersécrétion purulente spéciale, ayant une tendance manifeste à se concréter sous la forme de bouchons croûteux, verts, noirâtres, plus ou moins secs, poussiéreux et répandant l'odeur fétide spéciale qui a valu à cette rhinopathie le nom d'ozène, sous lequel on la désigne habituellement. Cette dénomination de la maladie par un symptôme, capital il est vrai, a tellement prévalu dans la science que personne ne songe à accorder à ce terme une signification différente et à distinguer l'ozène de la rhinite atrophique de celui de la syphilis (séquestre), des tumeurs, corps étrangers, etc. Aussi ne faudra-t-il pas s'étonner de me voir, de temps à autre, dans le courant de ce travail, sacrifier à l'usage et désigner par ce seul mot le coryza spécial dont nous avons à discuter le traitement.

Un fait bien plus important à mon sens, que l'appellation plus ou moins exacte et scientifique de la maladie, est l'exposé de ses formes cliniques d'où découleront le pronostic et le traitement. Je serai du reste très bref sur ce sujet, puisqu'il me semble être un peu en dehors du cadre que vous m'avez tracé; cependant, il faut bien reconnaître que, si à l'exemple de quelques auteurs nous admettions *tous* l'incurabilité absolue de l'affection, mon rapport serait bien vite terminé, puisqu'il faudrait simplement conseiller aux malades l'emploi d'injections abondantes plus ou moins régulières, pour débarrasser seulement la cavité nasale des sécrétions odorantes qui y sont accumulées. Si, au contraire, nous pensons que le pronostic est loin d'être aussi grave *dans tous les cas*, nous sommes obligés d'exposer d'abord les principales manières d'être de la rhinite fétide, afin d'étudier ensuite le traitement qui sera susceptible de donner les meilleurs résultats.

Nous savons qu'il existe des rhinites atrophiques non fétides, que l'on observe généralement chez les adultes, et bien plus souvent encore chez les vieillards. Ces dernières constituent très souvent la période terminale de l'ozène classique, dans lequel l'atrophie ou plutôt les transformations de la muqueuse, sont telles que, les glandes ayant complètement disparu, la sécrétion est devenue à peu près nulle, n'ayant par conséquent aucune tendance à former les croûtes odorantes que nous connaissons tous. Cette terminaison du coryza atrophique est connue déjà depuis longtemps, puisque Trousseau, dans ses cliniques, l'avait mentionnée et avait signalé la disparition de l'odeur à mesure que les malades avançaient en âge. Morell-Mackenzie[1] a l'un des premiers mentionné cette affection qu'il a décrite sous le nom de coryza sec, et Ruault[2], en France, a également décrit avec beaucoup de soin cette rhinite atrophique non fétide que l'on observe assez souvent dans la pratique.

A côté de cette forme spéciale sur laquelle nous n'avons pas à insister davantage, il en existe une autre caractérisée dès l'enfance par un écoulement purulent abondant, avec gonflement hypertrophique de la muqueuse des cornets, que nous voyons se terminer plus tard par la disparition graduelle du tissu osseux et la formation des croûtes caractéristiques. Cette sorte de rhinite purulente atrophique des enfants et des adolescents constitue bien une forme clinique tout à fait spéciale du coryza atrophique, et je ne craindrais même pas d'affirmer que c'est peut-être celle dans laquelle on obtient les meilleurs résultats.

Sur cette dernière vient se greffer la forme sinusienne, c'est-à-dire la rhinite fétide dans laquelle on constate l'existence de suppurations venant des cavités accessoires (sinus maxillaire, frontal ou sphénoïdal, etc.). Car nous ne saurions admettre en effet, comme ont tendance à le faire, depuis ces dernières années, quelques auteurs (Grunwald, Bresgen, etc,) que *tous* les ozènes sont la conséquence d'affections sinusiennes dont le traitement et la guérison suffisent pour faire disparaître le symptôme capital de la maladie.

Pour quelques auteurs, l'ozène serait la conséquence d'une ostéite localisée dans un point des fosses nasales, et M. Tissier[3] en particulier, dans un long mémoire

1. *Traité pratique des Maladies du nez*, 1884, p. 161.
2. *Traité de Médecine de Charcot et Bouchard*, article *Fosses nasales*, t. IV.
3. Extr. des *Annales de médecine scientifique et pratique*, Paris, 1894.

sur la question, publié en 1894, exprimait à ce sujet l'opinion suivante :

« Pour nous, ce n'est pas dans une lésion siégeant en un point quelconque des fosses nasales, ou des cavités annexes, qu'il faut chercher l'origine de l'ozène. Nous avons établi ailleurs que le nez était la réunion de deux systèmes, et nous avons démontré l'indépendance de ce que nous avons nommé le système ethmoïdal. La nécessité de la conception nouvelle de ce système, qui comprend et les cellules ethmoïdales et para-ethmoïdales; les cornets moyen et supérieur, et les sinus maxillaire, frontal et sphénoïdal, ne se justifie pas seulement par des considérations embryologiques et anatomiques. L'individualisation du système ethmoïdal est encore plus frappante lorsqu'on se place au point de vue pathologique. Nous en retrouverons d'autres exemples, mais celui de l'ozène est un des plus frappants.

» Il faut, pour s'en convaincre, examiner surtout des cas d'ozène au début ou à la période d'état. A ce moment, on trouvera toujours, si l'on sait chercher, une lésion plus ou moins limitée, intéressant en l'une de ses parties le système ethmoïdal.

» Les parties atteintes le plus fréquemment sont les cellules ethmoïdales, ainsi que l'avaient vu Blandin et Velpeau. La lésion demande à être recherchée avec soin à l'aide du stylet; elle ne saute pas aux yeux. Lorsque la guérison survient, il n'en reste que peu de traces : on constate seulement de l'atrophie des cellules (Zuckerkandl).

» Pareil processus peut se retrouver au niveau du sinus sphénoïdal (Hartmann) qui, après les cellules ethmoïdales, est le plus souvent atteint.

» La lésion siège beaucoup plus rarement déjà au niveau du cornet moyen et du sinus maxillaire; elle atteint exceptionnellement le sinus frontal. Dans un certain nombre de cas, plusieurs parties du système ethmoïdal sont intéressées à la fois.

» Je sais bien que l'on objectera à cette théorie de nombreux arguments en apparence péremptoires. Examinons-les par avance : Zuckerkandl, dans ses nombreuses recherches autopsiales, n'a pas vu ce système ethmoïdal atteint d'une façon régulière, et il est conduit à considérer comme des lésions en général contingentes les différents états pathologiques qu'il a observés. Il est à remarquer que les matériaux de Zuckerkandl sont exclusivement anatomiques, c'est-à-dire portant surtout sur des lésions déjà anciennes, guéries, sur des cas de rhinite atrophique, reliquat de l'ozène. Les autopsies de Frænkel ont trait, trois à des cas de tuberculose ou de syphilis nasale avec ozène, et une à un fait d'ozène avec tuberculose du rétro-pharynx.

» Dans les autopsies de Habermann, concernant d'ailleurs deux faits fort complexes au point de vue pathologique, l'examen des cellules ethmoïdales a été à peu près complètement négligé.

» L'étude histologique de Schuchardt a été entreprise sur des fragments excisés sur le vivant.

» Et c'est avec un aussi petit nombre de documents, aussi incomplets, et surtout ne concernant guère que des cas d'ozène ancien, sinon déjà guéri, ou bien des faits d'ozène secondaire, que l'on prétend se baser pour affirmer l'absence de lésions.

» La seconde objection est tirée de la clinique. La plupart des rhinologistes ont constaté l'intégrité du nez et des sinus, et il semble peut-être osé d'aller contre leur affirmation. Mais ne voyons-nous pas tous les jours, en clinique, des faits ayant passé inaperçus jusqu'alors, et cependant faciles à constater dès que l'attention a été attirée sur eux?

» Une première erreur consiste à croire qu'il est relativement facile de se rendre compte de l'état des fosses nasales, même après avoir enlevé toutes les croûtes. La lésion est parfois très limitée et échappe complètement à l'œil. C'est avec le stylet qu'il faut explorer tous les points susceptibles d'être atteints, et ce n'est souvent qu'après plusieurs séances que l'on arrive à être fixé.

» D'ailleurs nous reconnaissons que cette recherche est beaucoup plus facile lorsqu'on a la bonne chance d'examiner les sujets au début de la maladie, bien qu'à cette époque l'exploration soit plus pénible en raison du faible degré et de la limitation de l'atrophie et aussi de la sensibilité plus grande de la muqueuse.

» Notre affirmation repose sur l'examen de plus de vingt cas d'ozène; elle a donc au moins la valeur d'un fait, et cela d'autant plus que, sauf une seule fois, nos recherches ont toutes été positives; mais, nous le répétons, l'emploi du stylet doit être constant.

» Une seule fois, nous avons vu le sinus maxillaire atteint, et chez ce malade, la bulle sphénoïdale réséquée renfermait du pus; cinq fois, le sinus sphénoïdal était lésé, deux fois seulement sans lésion concomitante des cellules ethmoïdales; dans le reste des cas, il s'agissait de lésion de ces cellules plus fréquemment localisée au groupe postérieur, ce qui est en harmonie avec l'opinion des auteurs qui ont insisté sur le début de l'ozène par les parties postérieures et sur sa marche d'arrière en avant (Moure, Couetoux). Dans aucun de nos cas, nous n'avons vu le sinus frontal atteint. Guimard en a publié une observation. Une fois, la résection de l'extrémité antérieure du cornet moyen y montra des lésions d'ostéite purulente avec parties nécrosées. Comment se présentent ces lésions, en général, nous le répétons, très peu apparentes ou même absolument latentes? Voici comment nous procédons pour les rechercher :

» Après des lavages répétés et abondants, il est de règle que des croûtes persistent, que l'on enlève à l'aide du stylet et de la pince. C'est à ce niveau qu'il convient de rechercher. Les croûtes sont-elles particulièrement abondantes, se reforment-elles plus vite entre le cornet moyen et le cornet inférieur, on songera à une lésion, soit du sinus maxillaire (ponction exploratrice), soit de la bulle ethmoïdale (ponction à l'aide du stylet), la paroi amincie n'offrant en général qu'une très faible résistance, soit de l'extrémité antérieure du cornet moyen, alors plus volumineuse.

» Si, dans les mêmes conditions, les croûtes siègent au niveau de la voûte du nez et de la cloison sans s'étaler vers le naso-pharynx, on explorera à l'aide du stylet les masses latérales et antérieures de l'ethmoïde. Enfin occupent-elles le recessus sphéno-ethmoïdal et recouvrent-elles la muqueuse naso-pharyngienne, on fera porter l'examen sur le sinus sphénoïdal et sur les cellules ethmoïdales postérieures.

» Avec le stylet, on arrive, en général, très facilement, soit dans la cavité des sinus, soit dans les cellules; parfois, il en résulte un écoulement de pus fétide; plus souvent, le stylet donne la sensation d'un os dénudé, ramolli, carié. Cette exploration peu douloureuse, n'entraînant qu'un écoulement sanguin insignifiant, n'entraîne aucune irritation consécutive lorsqu'on a soin d'employer un stylet aseptique. A une phase avancée de la maladie, la lésion génératrice peut être guérie, et c'est alors que l'on trouve, comme stigmates, l'atrophie des cellules ethmoïdales (notée par Zuckerkandl), ou bien encore des modifications des autres parties du système ethmoïdal : sinus sphénoïdaux de très petites dimensions (Krause).

» Nous venons de voir que la persistance des croûtes, malgré les lavages, leur reproduction plus rapide en certains points des fosses nasales, étaient une indication précieuse de diriger vers ce point l'exploration. D'autres fois, on se guidera sur d'autres signes : développement anormal de l'extrémité antérieure du cornet moyen, sensibilité à la pression de la partie orbitaire de la racine du nez, présence de végétations adénoïdes, etc. »

La quatrième forme clinique, la plus grave, à mon sens, est le coryza atrophique héréditaire que l'on observe très souvent pendant la première enfance et même pendant les premiers mois de la naissance. J'ai toujours constaté que ces ozènes congénitaux ou très précoces étaient extrêmement rebelles aux traitements les mieux appliqués et les plus régulièrement suivis. L'apparition des croûtes est ici très active et généralement même, on voit le nouveau-né, dans les premiers mois de sa naissance, présenter l'odeur caractéristique de l'affection. Les bouchons muqueux qui gênent sa respiration peuvent même faire croire à l'existence d'autres lésions, telles que des végétations adénoïdes. Ces faits-là sont beaucoup moins connus que la rhinite atrophique des adolescents et des adultes, sans n'être cependant pas très rares.

Citons enfin, en terminant, les ozènes accompagnés de végétations adénoïdes, sur lesquels M. Couetoux, de Nantes, a particulièrement insisté, et que l'on peut considérer comme rares.

Nous ne parlerons pas de la nature microbienne du coryza atrophique, nous nous bornerons à rappeler ici que depuis 1882, époque où E. Frænkel a signalé la nature bactérienne de l'affection, M. Loëvenberg[1] a décrit un bacille spécial qui, d'après cet auteur, était l'agent infectieux réel. Tout le monde sait que ces expériences ont été reprises de tous côtés et même en 1894 par M. Loëvenberg[2] lui-même.

Il faut bien savoir cependant que l'existence de micro-

1. Congrès international d'otologie, Bâle, 1884.
2. *Annales de l'Institut Pasteur*, mai 1894.

bes plus ou moins variés et plus ou moins constants dans les sécrétions, et même dans la muqueuse des ozénateux, ne saurait être considérée comme la cause absolue de la maladie. Bien des auteurs, en effet, pensent que si la nature microbienne de l'ozène est indéniable, sa pathogénie ne saurait reconnaître la même cause. Les microbes que l'on rencontre dans les fosses nasales de ces malades sont considérés par quelques cliniciens comme le résultat de l'affection et non comme la cause déterminante de l'hypersécrétion et de sa nature spéciale. Cette opinion a été soutenue, il y a déjà bien des années, par le professeur Frænkel, et depuis, bon nombre d'autres sont venus soutenir de toute leur autorité cette même opinion. Il suffit, du reste, de lire les travaux concernant la bactériologie de l'ozène pour reconnaître que si l'on a trouvé quelques microbes constants, il en est d'autres que certains observateurs ont rencontrés dans quelques cas et n'ont pas trouvés dans d'autres. Or, il n'est pas douteux que si les microbes seuls jouaient le rôle principal dans la pathogénie de l'affection, on devrait les trouver constamment et dans les sécrétions et dans la muqueuse; de plus, ces microbes pathogènes devraient pouvoir, par inoculation, reproduire la maladie, ce que l'on n'a pas encore obtenu.

Nous verrons plus loin quelle influence a eue la bactériologie sur le traitement de la rhinite fétide.

Ce qui fait peut-être que les auteurs ne sont pas absolument d'accord sur l'efficacité du traitement local dans l'affection qui nous occupe, c'est que trop souvent dans la pratique l'on confond ces différentes espèces morbides dont les unes sont très difficiles et très longues à modifier (forme congénitale et héréditaire, constitutionnelle) et les autres, au contraire, s'améliorent assez rapidement et guérissent même d'une manière définitive, sous l'influence d'un traitement approprié et bien conduit.

Ces données générales étant admises, nous passerons successivement en revue les différentes formes cliniques que nous venons de signaler, en insistant sur le traitement spécial applicable à chacune d'elles.

1° **Forme adénoïdienne.** — Dans les cas où l'ozène est la conséquence de végétations adénoïdes, plus ou moins volumineuses, favorisant l'arrêt des sécrétions et leur décomposition dans l'intérieur du nez, le traitement qui s'impose est évidemment l'ablation de l'amygdale pharyngée hypertrophiée. Grünwald affirme même, à l'exemple de Coueloux, avoir guéri des malades par cette simple opération.

Nous avons déjà dit que nous considérions cette forme comme très rare dans la rhinite atrophique fétide vraie, nous nous bornerons donc à la signaler ici. Elle existe, cependant, puisque nous avons eu l'occasion, cette année encore, d'observer un cas de ce genre qui fut guéri, ou du moins considérablement amélioré, à la suite de l'intervention chirurgicale.

2° **Forme sinusienne.** — Dans les cas où l'ozène est la conséquence très nette d'une suppuration de l'une ou de plusieurs cavités accessoires, il n'est pas douteux que si le diagnostic de cette pathogénie est parfaitement établi, le traitement devient alors relativement simple, puisqu'il suffit de traiter directement la ou les cavités accessoires malades et suppurantes, pour voir immédiatement la sécrétion diminuer dans des proportions notables, souvent même être réduites à néant, et par conséquent les concrétions croûteuses et l'odeur qui en était la conséquence disparaître de ce fait.

Nous savons que déjà Michel, en 1873, avait attiré l'attention sur la part considérable que prennent les cavités accessoires dans l'hypersécrétion fétide des ozéneux. Cette théorie, reprise il y a quelques années à peine, en particulier par Grünwald[1] et Bresgen[2], mérite évidemment d'appeler sérieusement l'attention des observateurs, car il n'est pas rare de voir des rhinites atrophiques fétides résister pendant de longues ann[illegible] aux traitements locaux, parce que la suppuration provient non pas des fosses nasales, mais de l'une des cavités accessoires qui y sont annexées. Dans ces cas il est important d'établir un diagnostic précis de manière à savoir quel est le sinus affecté et, par conséquent, de quelle façon il faut intervenir. Ce n'est pas le moment, je crois, de discuter ces différents modes d'interventions spéciales que je me borne à signaler ici en appelant sur ce point l'attention des rhinologistes. Quant aux formes sinusiennes pures, je les crois assez rares, et je suis encore loin de penser que c'est dans des cavités accessoires seules qu'il faut chercher la cause de l'affection, que c'est par conséquent vers elles seules que doit être dirigé le traitement.

3° **Forme nécrosante.** — Si l'on admettait avec M. Tissier que l'ozène est la conséquence d'une lésion occupant ce qu'il appelle le système ethmoïdal, le traitement serait en général assez simple, puisqu'il suffirait de rechercher avec le stylet les parties de ce labyrinthe atteintes d'ostéite purulente avec nécrose, de les cureter et les enlever même, à la pince coupante, pour supprimer du même coup l'origine de la suppuration et de l'ozène. Le Dr Rethi, de Vienne[3], partant aussi d'une opinion à peu près analogue, avait conseillé en 1895 de détruire les parties de la muqueuse atteinte, soit par des cautérisations superficielles, soit par des scarifications destinées à entraîner la formation d'un tissu fibreux cicatriciel, dans lequel les

1. *Die Lehre ven Naseneiterungen*, 2e édit. Munich, 1896.
2. *Loc. cit.*
3. Zum Wesen und zur Heilbarkeit der Ozoena (*Arch. f. Laryng. u. Rhin.*, vol. II, 2e fasc., 1895).

glandes auraient disparu, et avec elles les sécrétions croûteuses, causes de l'ozène. Grünwald[1] partageait un peu cette opinion lorsqu'il conseillait l'abrasion à la pince coupante des parties de l'ethmoïde (bulle et cellules ethmoïdales, sphénoïde, etc.) atteintes de lésions localisées, et reconnues soit par l'existence à leur niveau, de sécrétions plus abondantes et constantes, soit avec le stylet, comme l'a proposé M. Tissier. Malheureusement, il est à craindre que dans la pratique courante les choses ne soient pas aussi simples et que le traitement ne puisse pas être ainsi limité à une seule région des cavités nasales.

4° **Forme purulente.** — La forme purulente que l'on observe souvent chez les jeunes enfants et les adolescents destinés à devenir des ozénateux, est caractérisée par l'expulsion d'une quantité de mucus verdâtre, très liquide, que les parents traitent d'humeur, croyant leurs enfants atteints d'un simple rhume de cerveau chronique, auquel ils apportent généralement très peu d'attention. C'est à cette période que l'on constate du gonflement de la muqueuse des cornets inférieurs et moyens, c'est là surtout qu'il est facile de constater ce stade hypertrophique nié par quelques auteurs, et que tout récemment encore, M. Lautmann[2], dans son travail inaugural, dit n'avoir jamais observé.

En effet, lorsque dans une famille un ou plusieurs enfants sont atteints de rhinite atrophique fétide, il n'est pas rare que les parents consultent le spécialiste pour ses frères ou sœurs qui, sans présenter encore les symptômes d'ozène, mouchent déjà beaucoup plus qu'ils ne devraient le faire normalement. C'est ainsi qu'il m'a été donné de suivre pendant plusieurs années de ces

1. *Loc. cit.*
2. *Ozène atrophiant; clinique; pathogénie; sérothérapie* (thèse de Paris, 1897).

coryzas purulents infantiles, que j'ai vus se transformer plus tard, souvent même en dépit du traitement, en rhinites atrophiques fétides. Du reste, ce fait a déjà été signalé par Bosworth[1], Moldenhauer[2] dans leur traité des maladies du nez, et par M. Laurent (de Bruxelles), dans un intéressant travail publié sur le coryza purulent des enfants.

M. Lautmann lui-même qui, nous venons de le dire, n'admet pas ce stade hypertrophique pour le cornet inférieur, pense qu'il est possible pour le cornet moyen; c'est ainsi qu'à ce propos (page 16), il s'exprime en ces termes: « Pendant la période d'acmé de la maladie, le cornet moyen est hypertrophique, c'est un fait qui, pour n'être pas signalé, n'en n'est pas moins vrai, et qui a même permis à Berliner d'étayer sur son existence une nouvelle théorie pathogénique de l'ozène atrophiant. » Cet auteur ajoute alors un peu plus loin : « Mais hâtons-nous de dire que si on laissait le temps au processus atrophique, il arriverait certainement à résorber le cornet moyen, comme il a fait disparaître le cornet inférieur, et alors que nous avons la forme type de l'atrophie, béance, largeur des fosses nasales, etc. »

A cette période, ou plutôt dans cette forme, le traitement habituellement conseillé et le plus efficace consiste en une douche nasale antiséptique faite avec l'un des nombreux médicaments de cette catégorie que possède aujourd'hui notre thérapeutique. Nous indiquerons les principaux en terminant. Toutefois, il faut bien considérer que ce traitement s'appliquant surtout à des enfants souvent très jeunes, il n'est pas toujours facile de pratiquer la douche nasale abondante et régulière, comme elle devrait être faite. De plus le traitement local plus actif devient à peu près impossible à instituer, ce qui est peut-être la cause de quelques insuccès réels,

1. *Diseases of the nose*, New-York, vol. I, 1892.
2. *Traité des maladies des fosses nasales*, trad. par Potiquet. Paris, 1888.

que, pour ma part, j'ai eu trop souvent l'occasion de constater. Je n'insisterai pas davantage sur cette forme purulente qui, pour bien des cliniciens, peut ne pas être considérée comme rentrant dans le cadre de la rhinite atrophique fétide que nous avons surtout en vue ici.

5° **Forme ozénateuse atrophique.** — Je me hâterai donc d'arriver au véritable type de l'affection, c'est-à-dire à cette forme particulière que nous connaissons tous, beaucoup trop par expérience, et qui est caractérisée d'une part par l'élargissement considérable des fosses nasales, résultat de l'atrophie de la muqueuse et du tissu osseux, d'autre part par l'existence de sécrétions ayant une tendance à se décomposer et à répandre la fétidité caractéristique de la maladie; enfin, à cette entité morbide dans laquelle l'examen bactériologique a permis de reconnaître l'existence du bacille bien connu aujourd'hui, et décrit depuis déjà 1882 par Loëwenberg, sous le nom de bacille encapsulé. Généralement il est associé à de nombreuses colonies microbiennes, parmi lesquelles on trouve assez fréquemment le bacille pseudo-diphtéritique décrit par Belfanti et Della Vedova, ou le bacillus mucosis d'Abel. Tel est le type clinique dont je vais exposer le traitement, puisque c'est lui surtout que vous avez mis, je crois, en discussion, et que doit concerner mon rapport. Nous allons passer successivement en revue les principales méthodes thérapeutiques préconisées pour faire ressortir les avantages ou les inconvénients que présente chacune d'elles.

Faut-il, comme l'a écrit tout récemment M. Lermoyez, après quelques autres auteurs, admettre que l'affection étant incurable on doit avertir le malade qui vient nous consulter, qu'étant dans l'impossibilité de guérir de son infirmité, il lui suffira de faire des soins journaliers qui feront disparaître l'odeur caractéristique, et, alors que tant que durera le traitement, tant durera la guérison. Cette opinion est certainement excessive en général.

Mais il faut bien reconnaître que, dans la pratique, il existe des cas extrêmement rebelles, qui, malgré tous les traitements les plus scrupuleusement employés de part et d'autre, résistent; et, si le malade vient à cesser les soins de propreté dont il avait pris l'habitude, les sécrétions ne tardent pas à reparaître au bout de quelques jours et recouvrer une partie de leur fétidité. Cependant, même dans ces cas, je crois avoir vu, après plusieurs années de soins réguliers, les sécrétions se reproduire avec beaucoup moins d'abondance, être beaucoup moins épaisses, au point que les malades pouvaient se borner à renifler simplement un peu d'eau salée tiède, le matin à leur réveil, et cela de temps à autre seulement, sans voir jamais plus reparaître les symptômes caractéristiques de leur affection ozénateuse. Étions-nous arrivés, dans ces cas, à cette phase ultime de la maladie dont je parlais au début de ce rapport, ou bien le traitement avait-il agi d'une manière favorable : le fait est difficile à élucider d'une manière complète, mais il n'en existe pas moins, et tous les auteurs qui se sont occupés de la question ont été obligés de le constater, parce que c'est un fait clinique absolument évident, pour qui a eu l'occasion de suivre des malades non pendant des mois mais pendant plusieurs années.

D'autres fois, il semble que l'affection soit beaucoup moins rebelle et que le traitement local ait une efficacité réelle sur la maladie, en ce sens que l'on voit très rapidement les sécrétions diminuer comme quantité, leur tendance à se décomposer devenir bien moins considérable et les colonies microbiennes beaucoup moins nombreuses qu'elles ne l'étaient au début. Dans bien des cas même, les malades arrivent très rapidement à supprimer presque complètement, et je dirais *arrivent à supprimer toute espèce de soins, oubliant qu'ils ont jamais été atteints d'une affection aussi désagréable et tenace que l'est la rhinite atrophique fétide.* J'avoue, toutefois, qu'il est impossible d'affirmer, dans l'état actuel de la science, que c'est à tel ou tel traitement spécifique de la maladie qu'a été due cette guérison. Ce qu'il y a de certain, c'est que les cas dans lesquels ce résultat peut être atteint, sont plus ou moins bien et plus ou moins vite influencés par telle ou telle méthode.

Comme le but de ce rapport est surtout de permettre la discussion des différents procédés employés ou préconisés par chacun de nous, je vais brièvement exposer les principaux moyens mis en usage, afin de pouvoir discuter, d'après ma pratique, les résultats de chacune d'elles.

A) Traitement chirurgical. — Je ne parlerai que pour mémoire du traitement chirurgical conseillé autrefois par Wolkmann et un peu plus tard par Rouge, car cette opération sanglante, était non seulement fort désagréable, et même d'une certaine gravité pour les malades, à cause de l'hémorragie qui en résultait, mais, malgré l'abrasion de la muqueuse, le résultat définitif n'était pas plus favorable ni plus durable que celui obtenu par des moyens moins énergiques, et, disons-le, moins brutaux.

Dans un travail tout récent, M. le professeur Cozzolino, de Naples[1], tout en admettant que l'ozène est une maladie infectieuse dans laquelle on trouve des produits microbiens, la plupart bien connus aujourd'hui, déclare que la lésion est avant tout une scrofulide de la pituitaire. Aussi, d'après cet auteur, le traitement antiseptique ne répond-il qu'à l'indication du microbe pathogène, laissant complètement de côté le terrain sur lequel évolue et se développe le mal. Pour remplir ce but, M. Cozzolino se

1. Puo la sieroterapia risolvere il problema della cura radicale de l'ozena (*Bollet. delle mal. dell' orecch., del naso, etc.*, n° 12, 1896).

sort d'un procédé qu'il assimile à la méthode sclérogène du professeur Lannelongue dans les tuberculoses chirurgicales; mais, au lieu d'un produit pharmaceutique, il fait usage d'une curette au moyen de laquelle il racle la muqueuse tout en détruisant les parties les plus malades pour obtenir, dit-il, une réparation consécutive au niveau de laquelle les lésions ozéneuses ne trouvent plus les éléments nécessaires pour se développer, et de ce fait il supprime la cause avec ses conséquences. Ce traitement offre, on le voit, bien peu de différence avec le curettage conseillé par M. Tissier auquel nous avons déjà fait allusion (p. 10). Il rappelle un peu, quoiqu'en des proportions bien moindres, l'opération qui consistait à traiter chirurgicalement l'ozène (procédés de Wolkmann et Rouge), en allant avec des instruments tranchants ou curettants, décortiquer toute la muqueuse des cornets pour la remplacer par une membrane de nouvelle formation qui n'était plus capable de cultiver les microbes pathogènes ou de produire les acides gras volatils, dont la transformation produit l'odeur spéciale de la punaisie; le moyen était un peu plus radical; mais, somme toute, il partait du même principe.

B) Tampons de Gottstein, bougies médicamenteuses. — Les tampons de Gottstein ayant pour but de diminuer le calibre des fosses nasales, sont, je crois, passés de mode, en tant que traitement local régulier et méthodique de l'ozène, surtout depuis qu'il est démontré que l'élargissement des cavités nasales n'est pas le seul facteur pathogénique de l'affection. Sans parler de la difficulté qu'avaient les malades à placer convenablement leur tampon, des nombreux inconvénients de ce procédé et du peu de résultats définitifs qu'il a donnés, j'estime qu'il ne méritait guère la vogue qu'il a eue à une période de notre existence médicale.

Tout au plus faut-il reconnaître aux tampons imprégnés

de substances médicamenteuses irritantes (huile mentholée ou autres, glycérine iodée, vaseline boriquée, salicylée, etc.), d'avoir pour résultat d'exciter la sécrétion et de favoriser le détachement des croûtes. Ils sont dans ces cas appliqués par le médecin, laissés quelques heures en place et enlevés avec les croûtes qu'ils ont aidé à séparer de la pituitaire. C'est donc un adjuvant, plutôt qu'une véritable méthode de traitement.

M. Garel, dans un livre récent[1] sur le traitement des maladies du nez, rappelle que le Dr Tédenat[2], de Montpellier, a préconisé en 1886, dans la thèse de son élève, le Dr Chavériat[3], l'introduction de tubes de caoutchouc de 7 centimètres de longueur, dans l'intérieur de chaque fosse nasale, dans le but, comme les tubes de Mac-Donald, de permettre la respiration nasale, tout en rétrécissant le calibre de ces cavités. Ce mode d'occlusion des fosses nasales a été encore préconisé en 1894 par le Dr Saenger[4], qui a présenté et décrit à cette époque ce qu'il appelait un obturateur nasal, qui avait pour résultat, comme les tubes de Tédenat, de rétrécir les cavités nasales, tout en provoquant l'hypersécrétion de la muqueuse, et en empêchant par conséquent la sécrétion de se concréter sous la forme de croûtes odorantes. Il nous semble cependant que les tampons de Gottstein ont non seulement l'avantage de rétrécir le calibre des cavités nasales, mais surtout celui d'irriter la muqueuse et de provoquer la sécrétion; ce qui est assez important dans ces cas.

Les bougies médicamenteuses à la gélatine (au tannin, alun, iode, iodoforme, menthol, etc.), préconisées surtout par l'école de Vienne, et destinées à se fondre dans l'intérieur du nez, pour agir sur la muqueuse pituitaire

1. *Diagnostic et traitement des maladies du nez. Rhinoscopie.* Rueff, édit. Paris, 1897, p. 136.
2. L'ozène vrai (*Montpellier méd.*, n° 3, 1er août 1887).
3. Thèse de Montpellier, 1886.
4. *Therap. Monat.*, octobre 1894.

en favorisant la sécrétion, constituaient un procédé fort difficile à appliquer; elles avaient, en effet, le grave inconvénient de devenir glissantes, et au moindre mouvement du malade de tomber dans son arrière-gorge, et être la plupart du temps dégluties, agissant alors d'une manière plus ou moins désagréable sur la muqueuse stomacale, ce qui n'était ni le but poursuivi, ni celui que l'on voulait atteindre.

C) Insufflations pulvérulentes. — Les insufflations de poudres variées, poudres solubles ou inertes, n'ont guère donné de meilleurs résultats, et je suis sur ce point absolument de l'avis de notre collègue, le Dr Lermoyez [1], qui dit que les poudres insolubles en particulier, ont le grave inconvénient de favoriser la formation des croûtes. Par conséquent, elles sont loin d'atteindre le but dans lequel on les emploie. Tout au plus les poudres solubles pourraient-elles sur certaines muqueuses agir favorablement, en amenant une hypersécrétion plus ou moins abondante, qui empêcherait la formation des croûtes, mais il faudrait dans ces cas qu'elles fussent appliquées non sur les croûtes elles-mêmes, ou sur les sécrétions desséchées dans l'intérieur du nez, mais directement sur la muqueuse pituitaire. Or, si l'on n'a pris au préalable le soin d'enlever journellement les sécrétions accumulées dans l'intérieur du nez, il est difficile à un malade de pratiquer lui-même le nettoyage à l'aide de simples poudres, et par conséquent d'agir sur la membrane de Schneider, comme on le désirerait. Il n'est pas douteux que l'usage du tabac à priser par exemple, employé par certains priseurs, ne se soit beaucoup répandu à une certaine époque chez les ozéneux, dont l'affection était encore très mal connue. Cette poudre excitante et odorante avait certainement pour double but de provoquer d'abord l'irritation de la

1. Lermoyez, *Thérapeutique des fosses nasales*, t. I, p. 346 et suiv.

pituitaire et de favoriser la liquéfaction des sécrétions dont elle rendait l'expulsion plus facile, puis de masquer en partie l'odeur horrible de la punaisie.

Cependant, si l'on désire faire usage de substances pulvérulentes, nous pensons que la formule du professeur Renaut, de Lyon, indiquée par Garel dans son récent manuel[1], pourrait avoir quelque efficacité, en remplaçant toutefois le talc, qui sert de véhicule, par une poudre soluble, sur laquelle l'iode ne puisse avoir aucune action susceptible d'en altérer la composition. Voici cette formule pour insuffler dans le nez ou priser plusieurs fois par jour :

Iode métalloïde.	10 centigrammes.
Talc.	10 grammes.

Cet auteur recommande encore la poudre avec :

Menthol.	5 centigrammes.
Chlorhydrate d'ammoniaque. .	2 grammes.
Acide borique.	8 —

D) Irrigations, lavages. — Un traitement généralement conseillé et employé même par ceux qui considèrent la rhinite atrophique fétide comme incurable, consiste en lavages plus ou moins abondants et plus ou moins souvent pratiqués chaque jour, suivant la ténacité de la fétidité. Il n'est pas douteux que malgré tous les reproches adressés aux irrigations, c'est encore le moyen le plus à la portée des malades et celui qui donne les meilleurs résultats, si l'on ne veut pas faire de traitement plus actif ou si l'on n'a pas une confiance absolue dans la curabilité de l'ozène.

Tout le monde sait combien est nombreuse la liste des médicaments antiseptiques plus ou moins prônés par chaque auteur et vantés même comme ayant une action

1. *Diagnostic et traitement des maladies du nez. Rhinoscopie.* Paris, 1897.

spécifique dans le traitement de la maladie qui nous occupe. Je ne rappellerai pas ici les différentes formules données par chaque clinicien, toute la série des médicaments connus et même des médicaments peu employés dans la pratique courante des injections a été successivement mise en usage. Un fait bien établi est que ces lavages doivent être répétés très souvent et être chaque-fois abondants. Notre collègue, M. Raugé, nous a parlé de 15, 20 et même 25 litres chaque fois. Le mieux est encore de prescrire autant que possible des produits peu coûteux, puisqu'ils agissent aussi favorablement que les autres et qu'ils doivent être employés par grandes quantités, souvent pendant plusieurs années. Les injections anodines faites avec de l'eau salée, du bicarbonate ou du borate de soude, du chlorate de potasse, de l'acide borique, etc., sont évidemment insuffisantes dans la période active de la maladie, c'est tout au plus si elles conviennent à la période terminale, alors que les sécrétions sont devenues moins abondantes et n'ont plus une tendance aussi manifeste à se décomposer. Habituellement les injections doivent être faites matin et soir et à la dose de 1 ou 2 litres chaque fois.

Dans ce but, l'acide phénique, le phénosalyl, le phénate de soude, la résorcine, le lysol, l'acide sozolique, le formol, le chloral, certains sels de sozo-iodol, l'aluminium acéto-tartaricum (de Max Schœffer), constituent évidemment les antiseptiques de choix, parce qu'ils sont faciles à se procurer et d'un emploi peu coûteux, sauf toutefois peut-être certains sels de sozo-iodol[1].

On sait qu'à côté de la douche nasale classique il y a déjà bien des années, le Dr Guinier, de Cauterets, a conseillé l'emploi de ce qu'il appelle le gargarisme rétro-

1. Je laisse de côté le permanganate de potasse et les bleu ou violet de méthylène qui ont le grave inconvénient, à mon sens, de tacher le linge et les doigts.

nasal. Ce procédé consiste à placer dans sa bouche une certaine quantité de liquide pour, en inclinant brusquement la tête en avant, le faire passer derrière le voile du palais, et de là dans les fosses nasales. Outre que ce procédé n'est pas à la portée de tout le monde, il a le grave inconvénient de ne pas permettre l'emploi de toutes sortes de liquides. D'un autre côté, il contamine au passage dans la bouche les topiques destinés à aller ensuite nettoyer l'arrière-nez.

Aussi ai-je pour ma part, depuis plusieurs années, conseillé l'emploi de la douche rétro-nasale qui m'a toujours donné d'excellents résultats dans la rhinite atrophique.

J'ai l'habitude en effet, lorsque les malades veulent s'y soumettre, ce qui est le cas le plus habituel du reste, de conseiller non seulement des douches nasales ordinaires, faites par le procédé de Weber, mais encore des injections rétro-nasales pratiquées avec une canule spéciale placée derrière le voile du palais. Grâce à celle-ci, le malade fait passer le liquide antiseptique du naso-pharynx dans les fosses nasales antérieures par lesquelles il vient ressortir; pendant cette injection rétrograde, le liquide balaie le corps du sphénoïde, le cavum naso-pharyngien, les méats, les cornets moyens, et il entraîne par conséquent toute une série de sécrétions que la douche nasale n'avait pu atteindre. Je crois du reste que cette pratique est suivie par plusieurs de mes confrères, et je ne doute pas qu'ils en aient retiré, dans ces cas surtout, les meilleurs résultats.

Je suis loin de croire avoir inventé ce procédé, que Fauvel conseillait il y a déjà bien des années et qu'il pratiquait avec sa seringue spéciale. Toutefois il ne me semblait guère être passé dans la pratique courante au moment où j'en ai conseillé l'emploi régulier à mes malades[1]. J'estime, en effet, que le gros inconvénient

1. E. J. Moure, *Manuel pratique des maladies des fosses nasales et des cavités accessoires*, 2e édit. Paris, 1893, p. 58.

de la douche rétro-nasale habituelle, c'est d'inonder le naso-pharynx et, par conséquent, d'occasionner un refoulement du liquide employé dans l'arrière-gorge, l'œsophage et les voies aériennes.

Cette inondation naso-pharyngienne était non seulement la conséquence de la trop grande quantité de liquide débitée par la canule, mais aussi du jet continu que le malade ne pouvait guère modérer ou arrêter à son gré. D'un autre côté, les canules largement perforées soit sur les côtés (Vacher), soit sur tout leur pourtour, m'ont paru avoir l'inconvénient grave d'envoyer les solutions employées dans tous les sens, même sur les parties latérales et, par conséquent, de favoriser la pénétration des produits septiques dans l'orifice tubaire et de là dans la caisse. La canule dont je me sers, au contraire, est perforée simplement de trois trous, l'un supérieur, qui va vers la voûte, et deux antéro-latéraux destinés à pénétrer dans les arrière-fosses nasales par les orifices choanaux, et de là dans les cavités nasales supérieures, moyennes et inférieures. D'un autre côté, ayant adapté cette canule sur l'injecteur Enema ordinaire, le malade peut ainsi graduer à volonté soit la quantité de liquide à projeter, soit la force de projection, et arrêter, suivant sa volonté et son besoin de respirer, l'irrigation rétro-nasale. Ce sont, à mon sens, les seuls avantages que présente le procédé que j'ai indiqué, et dont beaucoup de malades font un usage journalier, dans l'affection qui nous occupe.

E) Pulvérisations. — Comme les douches nasales ou rétro-nasales ne peuvent, surtout lorsqu'elles sont faites par le malade, atteindre tous les points de la muqueuse suppurante, plusieurs auteurs ont conseillé de terminer le nettoyage à l'aide d'une pulvérisation liquide antiseptique ou irritante, qui a l'avantage de pouvoir se distribuer assez complètement jusque dans des parties éloignées des fosses nasales antérieures, moyennes ou supérieures et d'y séjourner assez longtemps. Quelques praticiens emploient des solutions aqueuses préparées soit avec les divers antiseptiques que j'ai nommés tout à l'heure, soit avec des médicaments un peu plus actifs associés à de la glycérine. C'est ainsi que le Dr Musehold[1] a recommandé la formule suivante destinée, dit-il, à remplacer le tampon de Gottstein en facilitant, comme ces derniers, le détachement des concrétions croûteuses adhérant à la pituitaire.

Solution avec :

Borax.	20
Eau.	30
Glycérine neutre.	70

L'auteur recommandait de pulvériser ce liquide dans le nez deux à trois fois par jour. D'autres praticiens, au contraire, préconisent des topiques dissous dans des substances huileuses et en particulier dans la vaseline liquide, qui a l'avantage de ne pas rancir, et par conséquent de se conserver beaucoup mieux et beaucoup plus longtemps que les huiles ordinaires.

Les médicaments les plus souvent employés en dissolution dans les véhicules huileux et ceux qui paraissent agir d'une manière plus efficace, sont en première ligne : le menthol, le salol, qui a l'inconvénient grave, ainsi que l'a dit notre confrère, le Dr Cartaz, de produire des érythèmes de la lèvre et de l'entrée du nez ; le thymol, qui est extrêmement irritant et doit être employé à très petites doses ; l'eucalyptol, l'essence de gaultheria ou autres huiles essentielles. Ces différents topiques sont, suivant les cas, ou plutôt suivant les auteurs, employés seuls ou combinés entre eux à différentes doses. Je ne décrirai pas ici les divers pulvérisateurs utilisés dans ce but, mais je ne puis cependant passer sous silence un petit instrument employé surtout en Amérique, et désigné

1. MUSEHOLD, Zur Behandl. der Ozoena (*Deuts. med. Woch.*, 17 mai 1894).

sous le nom de « Glymol atomizer », qui produit une poussière extrêmement fine, pénétrant dans toutes les cavités nasales accessibles à une vapeur.

Il faut citer en terminant, parmi les pulvérisations recommandées, les solutions de nitrate d'argent conseillées en 1890 par Posthumius Meyjes[1], qui affirma à cette époque avoir obtenu d'excellents résultats par l'emploi de ce topique à des doses plus ou moins massives. C'est ainsi que l'auteur, après avoir pratiqué des pulvérisations dans l'intérieur des cavités nasales, avec des solutions à 2 0/0, arrivait graduellement, en très peu de jours, à des doses de 15, 20 et 25 0/0. Nous aurons l'occasion de parler un peu plus tard de ce mode de traitement que nous considérons pour notre part comme très efficace, et qui nous a rendu, dans bien des cas, de réels services dans notre pratique spéciale.

F) Inhalations, Humage. — Les inhalations de vapeurs chaudes contenant des principes aromatiques ou des gaz en suspension peuvent également, jusqu'à un certain point, remplir le même but en allant porter, dans les cavités les plus profondes du nez, des vapeurs ou des corps gazeux imprégnés de matières médicamenteuses.

Le Dr Kuttner[2] préconise ce mode de traitement en décrivant dans son article un appareil spécial destiné à produire des vapeurs que l'on envoie, dit-il, plus ou moins chaudes dans l'intérieur des fosses nasales, pour amener la dissolution, et par conséquent l'expulsion des sécrétions concrétées dans l'intérieur du nez. L'auteur conseillait d'employer le carbonate de soude en solution, et cela deux ou trois fois par jour pendant plusieurs minutes chaque fois. Il est peu probable que, malgré l'efficacité de ce traitement, on trouve facilement dans la pratique des malades voulant s'astreindre à se fumiguer, ou plutôt

1. Therapie bei Ozaena (*Monats. f. Ohrenheilk*, juin 1890, p. 176).
2. Kuttner, Die Terapie der Ozena (*Therap. Monats.*, mars 1893).

à se vaporiser les fosses nasales trois fois par jour, dans le but simplement de supprimer les sécrétions croûteuses, car l'auteur n'affirme pas que par ce traitement il arrive à guérir l'ozène.

Or, nous avons à notre disposition des moyens beaucoup plus simples et surtout beaucoup plus pratiques pour obtenir le même résultat, c'est-à-dire la disparition de l'odeur.

Aussi, d'une manière générale, les inhalations aussi bien que le humage ne sont-ils guère prescrits par les médecins ordinaires. Par contre, ils sont recommandés et employés d'une manière très scrupuleuse, je pourrais dire parfaite, dans certaines de nos stations thermales, grâce à des installations modèles faites dans ce but. Ce sont là des traitements de quelques jours, ou au maximum de quelques mois, qui ne peuvent être considérés que comme adjuvants plus ou moins utiles dans la thérapeutique du coryza atrophique; ils méritent cependant d'être signalés.

G) Pommades. — Depuis ces dernières années, un nombre assez considérable de praticiens ont l'habitude d'introduire dans les fosses nasales des corps gras sous la forme de pommades, dont la vaseline ou la lanoline forment le véhicule habituel; on incorpore à ces dernières soit du menthol, de l'acide borique, de l'aristol, de l'acide salicylique, en un mot, les différentes poudres solubles dans l'un de ces corps gras. Suivant le but que l'on poursuit, elles seront excitantes, c'est-à-dire favoriseront la sécrétion de la muqueuse pituitaire, ou astringentes et anesthésiques, en particulier lorsqu'elles contiendront une certaine dose de chlorhydrate de cocaïne ou d'antipyrine. Les praticiens qui, dans l'ozène, ont conseillé les pommades, font généralement employer ces topiques le soir, de manière à empêcher la dessiccation des sécrétions pendant la nuit, et, le lendemain matin, la douche nasale plus ou moins abondante, anodine ou antiseptique, déblaie les cavités du nez, aussi bien du corps gras introduit la veille que des produits sécrétés pendant la nuit. C'est encore là un adjuvant utile dans bien des cas, dont il faut savoir profiter dans la pratique.

H) Badigeonnages. Massage vibratoire. — Certains praticiens, dans le but d'agir plus activement sur la muqueuse malade, ne se bornent pas à faire des lavages et des pulvérisations antiseptiques, mais ils ajoutent des badigeonnages directs faits de temps à autre sur la pituitaire à l'aide de topiques variés, au nombre desquels il faut citer surtout les solutions iodo-iodurées, au baume du Pérou, la glycérine phéniquée, l'huile mentholée, gaïacolée, créosotée, le naphtol sulforiciné (Ruault), etc.

Le Dr Capart[1], de Bruxelles, dans un rapport communiqué à la Société des laryngologistes belges, en 1895, après avoir recommandé l'électrolyse interstitielle comme le moyen le meilleur, préconise cependant les badigeonnages de la muqueuse faits avec du bleu de méthylène ou avec de la pyoktanine, substances que M. Bresgen, de Francfort-sur-le-Mein, avait depuis longtemps déjà recommandées dans le traitement de l'otorrhée et des sinusites chroniques. Ces différents topiques ont l'inconvénient grave de tacher très fortement les muqueuses, et souvent même l'entrée du nez des malades qui en font usage. Cet inconvénient est d'autant plus grave que très souvent nous avons à traiter, dans la pratique, des jeunes filles ou des femmes dont la lèvre supérieure est absolument découverte et sur laquelle la teinte noirâtre ou violette de ces colorants apparaît, pendant plusieurs semaines, en dépit de tous les lavages et des frictions les plus énergiques. Si le résultat définitif devait être supérieur en employant ces topiques, il n'est pas douteux que nous

1. Soc. des laryngol. belges, juin 1895.

n'hésiterions pas à les recommander, et que tous nous serions unanimes à les employer. Mais, malheureusement l'effet produit n'est pas meilleur avec ces médicaments qu'avec les autres, et, dans ces conditions, nous ne voyons pas la nécessité d'exposer les malades à des taches disgracieuses et inutiles.

Quelques praticiens même, frappés des avantages que pouvaient offrir ces badigeonnages directs, ont conseillé l'emploi de frictions méthodiques faites sur les différentes parties de la pituitaire accessibles à la vue, et c'est ainsi qu'a été créé par Braun, Laker[1] et Demne, le massage vibratoire.

Introduit pour la première fois en 1890 par le Dr Braun, de Trieste, qui fit une communication sur ce sujet au Congrès de Berlin, le massage vibratoire fut tout d'abord accueilli avec beaucoup de méfiance, et trouva même dans le professeur O. Chiari, de Vienne, un adversaire acharné qui s'efforça de prouver que ce mode de traitement donnait de trop beaux résultats dans les maladies les plus opposées, pour qu'on pût réellement compter sur son efficacité. C'était, en effet, l'époque où l'auteur de cette méthode et quelques-uns de ses partisans établirent une longue théorie sur la manière de pratiquer le massage. En France, le Dr Garnault se fit l'apôtre de ce nouveau procédé, et dans une brochure publiée en 1894[2] il établit les règles précises et la technique de ce nouveau traitement. Dans la préface de ce livre, due à la plume du Dr Braun, ce dernier affirme avoir guéri (p. 8) 62 cas d'ozène par un massage qui n'a jamais dépassé 250 séances. M. Garnault lui-même, enthousiasmé de cette nouvelle méthode, affirma, dans une revue sur l'ozène et son traitement[3], que le massage vibratoire était le seul pro-

1. *Revue internationale de rhinologie* du Dr Nattier, 1894.
2. *Le Massage vibratoire et électrique des muqueuses, sa technique, etc.* Paris, Soc. d'édit. scientif., 1894.
3. *Semaine méd.*, 28 janvier, p. 41.

cédé curatif de la rhinite atrophique fétide, et l'année suivante, dans sa brochure, il donna la technique complète du traitement de cette affection par cette application thérapeutique.

A l'exemple de Braun et de Laker, M. Garnault insista beaucoup sur la manière de procéder dans l'application de ce massage : « Le souci de la technique et sa parfaite exécution, disait-il (p. 21), doit tenir la première place dans l'esprit du médecin qui veut exécuter le massage vibratoire interne aussi bien, d'ailleurs, que le massage vibratoire externe. Cela peut paraître une exagération de dire qu'il faut être particulièrement doué pour arriver à appliquer ce massage, cependant il est certain que beaucoup de gens sont incapables de devenir de grands opérateurs, que beaucoup sont maladroits; que, d'autre part, le nombre des gens susceptibles d'observation est infiniment plus rare qu'on ne l'admet généralement, et que tout le monde n'est pas opiniâtre et tenace ». Et il ajoute un peu plus loin (p. 22) : « Une très longue pratique est nécessaire pour arriver à une dextérité même moyenne, aussi est-il absolument imprudent d'appliquer le massage vibratoire interne avant trois mois d'exercices très *sérieux* et *journaliers;* il ne faut pas espérer être maître de la méthode avant un an à un an et demi au minimum d'exercice journalier, et même, au bout de ce temps, il ne faut jamais rester un seul jour sans vibrer. »

Puis cet auteur décrit avec force détails la manière de produire les vibrations, et il reproduit même, à l'exemple de Laker, une série de tracés sphygmographiques, dans lesquels sont indiqués l'amplitude, le nombre et la régularité des vibrations produites dans un laps de temps donné.

Les séances, au début, écrivait-il à cette époque, « doivent avoir lieu *deux fois par jour;* on nettoiera et on vibrera spontanément le nez avec des sondes (7 à 8 pour chaque narine), dont la ouate sera imprégnée d'abord d'une solution de sublimé au millième, puis de baume du Pérou, d'alcool fort et de glycérine iodée entre 5 à 10 pour cent, suivant la tolérance du malade; les vibrations devront être fortes et relativement peu nombreuses, 300 à 400 par minute. » Et il ajoute : « Je combine souvent au massage vibratoire les courants continus ou les courants induits de gros fil, avec interruptions peu fréquentes et renversement de courants. » D'après cet auteur, au bout d'un mois de traitement, la guérison pouvait déjà se produire dans des cas récents, mais, ordinairement, après un mois ou un mois et demi de traitement bi-quotidien, il était utile de continuer les séances tous les jours, puis tous les deux jours. La moyenne du traitement était de quatre à six mois, mais il pouvait exceptionnellement se prolonger un peu plus, et l'auteur ajoutait (p. 57) : « Dans aucun des nombreux cas *traités régulièrement* par Braun, Laker et moi, nous *n'avons jamais observé un seul* insuccès. »

M. Garnault, moins enthousiaste que Demme, pense cependant qu'il ne peut jamais être question, même après guérison, d'une *restitutio ad integrum* de la muqueuse, mais que la nutrition du tissu se fait mieux, les glandes tendant à reprendre leur activité, et que la sécrétion se trouve ainsi modifiée d'une manière complète et définitive. M. Garnault va même plus loin (p. 61), il pense que le massage vibratoire est susceptible d'agir à distance sur la muqueuse des sinus et provoquer du côté de cette dernière une amélioration marquée. « J'ai pu, dit-il, en effet, sans intervention directe, constater une modification notable dans le degré de transparence de la face par l'éclairage buccal, après la guérison de l'ozène » ; ce qui montre que le traitement de la muqueuse nasale avait modifié l'état des sinus, cet auteur reconnaît cependant que dans tous les cas d'ozène il faut faire un examen rigoureux des cavités accessoires et employer le traitement chirurgical lorsqu'il paraît indiqué.

Ce massage vibratoire pratiqué au début à l'aide du stylet garni de ouate, mû par la main d'un opérateur, ne tarda pas à exiger l'emploi de moteurs électriques qui, aujourd'hui, sont bien connus de tous les praticiens et permettent de réaliser d'une manière idéale cette vibration légère, régulière, continue et rapide.

Ce traitement devait, tout d'abord, comme beaucoup d'autres du reste, guérir en quelques mois les ozènes les plus rebelles, mais l'expérience est venue nous apprendre qu'à l'exemple de la plupart des remèdes, plus ou moins efficaces, préconisés contre cette affection, le massage était utile dans bien des cas, mais non le spécifique destiné à devenir la panacée universelle de toutes les affections nasales. L'enthousiasme du début s'est calmé comme il devait le faire, et aujourd'hui, tout en considérant ce mode de traitement comme réellement actif et efficace dans la rhinite atrophique fétide, nous ne saurions cependant lui accorder la valeur que lui avaient donnée les promoteurs de la méthode. Nous le croyons toujours insuffisant pour guérir, à lui seul, une maladie aussi rebelle que celle que nous étudions ici.

G) Cautérisations. — D'autres auteurs ont pensé qu'en faisant des cautérisations plus ou moins énergiques sur la pituitaire atrophiée, on obtiendrait le résultat cherché, et dans ce but on a successivement préconisé soit le galvanocautère, appliqué sous forme de pointes de feu (Garrigou-Désarènes, Bryson-Delavan), soit des topiques plus ou moins corrosifs : acide trichloro-acétique (Von Stein, Bronner[1]), acide chromique, etc., dont l'usage ne s'est pas répandu parce que le succès n'a pas répondu à l'attente de ceux qui employaient ces différents topiques qui, à l'exemple de bien des remèdes, n'avaient l'avantage de réussir qu'entre les mains des

1. *Brit. med. Assoc. in Nottingham*, juill. 1892, analysé *in Internat. Centralb. f. Laryngol.*, n° 9, 1893.

promoteurs de la méthode. Deux d'entre eux, cependant, méritent, à mon sens, de ne pas être complètement laissés dans l'oubli, car ils m'ont semblé avoir une efficacité réelle, surtout lorsqu'ils n'étaient pas employés seuls, ce sont : le nitrate d'argent et le chlorure de zinc; ces deux topiques employés en solution, l'un à des doses variant de 5 à 20 ou 25 0/0, comme l'a dit Meyjes (d'Amsterdam)[1], le deuxième à des doses beaucoup moindres, de 1 à 5 0/0 au maximum (Moure), m'ont paru agir d'une manière assez efficace.

J'aurai l'occasion, en terminant, de donner le résultat de mon expérience à ce sujet.

H) Électricité. Galvanocautère. Électrolyse interstitielle. — L'idée d'employer l'électrolyse interstitielle dans le traitement de l'ozène a été émise, il y a déjà bien des années, par le Dr Garrigou-Désarènes[2] (en 1884), qui publia alors un travail intéressant sur la question.

Mais, à cette époque, les Drs Garrigou-Désarènes et M. Mercier (qui fut son chef de clinique et collaborateur), préconisèrent surtout l'électrolyse monopolaire en surface. Leur procédé consistait, en effet, à appliquer une large électrode sur la peau du cou, de la nuque ou du bras (région antérieure), tandis que la seconde électrode formée de platine ou d'argent, sous la forme de petites plaques minces et étroites, était portée directement sur la muqueuse du cornet inférieur destinée à subir l'électrolyse. L'intensité du courant variait de 8 à 25 ou 30 milliampères, pendant dix à quinze minutes. Ces auteurs arrivaient ainsi à former à la surface de la muqueuse une véritable eschare qui détruisait non seulement l'épithé-

1. *Loc. cit.*
2. Acad. Paris, mars 1884, avec Mercier.
Mercier et Garrigou-Désarènes, Assoc. franç., mai 1885.
Note sur le catarrhe chronique des fosses nasales (hypertrophique et atrophique), traité par le galvano-caustique chimique. Paris, 1888, p. 156 et suiv.

lium, mais la couche muqueuse presque tout entière, et transformait en une surface absolument sèche le revêtement du cornet ou de la cloison sur laquelle avait été appliquée l'électrode. En somme, ce procédé semblait plutôt hâter la cutanisation de la pituitaire, que produire à sa surface l'excitation et la turgescence que l'on cherche pour obtenir une sécrétion plus abondante et, par conséquent, plus liquide.

Il ne faut pas s'étonner outre mesure que cette méthode n'ait pas trouvé de véritables imitateurs. Cependant, Bryson-Delavan [1] et Hartmann firent également usage de cette électrolyse monopolaire en remplaçant l'électrode métallique par un simple tampon de ouate monté sur une tige et introduit dans la fosse nasale, qui était le pôle négatif. Le pôle positif était toujours placé sur le cou ou sur toute autre partie de la peau ; mais, dans ces cas, au lieu d'arriver aux intensités de MM. Garrigou-Désarènes et Mercier, ces auteurs ne dépassèrent pas 6 à 7 milliampères, et cela pendant cinq à dix ou douze minutes, c'est-à-dire que l'eschare n'avait pas le temps de se produire, et l'électrolyse déterminait alors une simple irritation de la muqueuse, qui devait atteindre jusqu'à un certain point le but poursuivi.

Un peu plus tard, notre regretté collègue, le Dr Jouslain, préconisait l'électrolyse cuprique interstitielle. Se basant sur les analyses de MM. Gauthier et Favier, M. Jouslain[2] communiqua en 1892 à la Société française d'électrothérapie les résultats de ses expériences sur ce nouveau mode de traitement. Cette communication passa à peu près inaperçue jusqu'en 1895, époque où le Dr Cheval, de Bruxelles, reprit la question, et dans une communication importante faite à la réunion annuelle des laryn-

1. On the treatment of atrophic rhinitis by applications of the galvanic current (*New-York med. Journ.*, 22 oct. 1887, p. 58-59). (Communication faite à la 9e réunion des laryngologistes américains.)

2. Séance du 21 avril et *Revue internat. d'électrothér.*, avril 1892, et *Progrès méd.*, 7 mai 1892.

gologistes et otologistes belges, établit les véritables règles de l'électrolyse bipolaire interstitielle.

« Il semble *a priori*, écrivait à cette époque cet auteur, » que l'action active de l'électrolyse soit une contre-indi- » cation à son application thérapeutique dans l'ozène, où » la muqueuse et le squelette sous-jacent se réduisent déjà » à leur minimum. » Et cependant, M. Cheval affirmait, à cette époque, avoir employé ce traitement depuis déjà trois années, et avoir guéri, par ce procédé, plusieurs malades qu'il a pu surveiller depuis et suivre jusqu'à l'époque où il fit sa communication. Il préconisa alors l'électrolyse cuprique, c'est-à-dire l'électrolyse bipolaire, faite avec une aiguille d'acier négative, et une de cuivre positive. L'expérience faite par Lindeman, professeur de chimie à l'École militaire de Bruxelles, a confirmé, disait-il alors, les analyses faites par MM. Gauthier et Favier, démontrant l'existence de l'oxychlorure de cuivre, que l'auteur considère comme ayant un pouvoir microbicide important et agissant, par conséquent, par dissémination de ce produit, toxique pour les microbes, à la surface et dans le sein des tissus malades.

L'auteur terminait sa communication en disant : Sur 90 cas d'ozène traités à la clinique du Dr Capart, à l'hôpital Saint-Pierre et en dehors, 70 ont été guéris en une seule séance ; 12 ont exigé plusieurs séances; 3 sont encore en traitement; 1 cas excessivement grave se trouve amélioré mais non guéri après six séances espacées de vingt-cinq jours à trois mois; 2 n'ont subi aucune amélioration; 2 ne se sont plus représentés; soit 91 0/0 de guérisons.

Ce fait de 91 0/0 de guérisons, admis d'abord avec quelques réserves par plusieurs laryngologistes, poussa néanmoins d'autres auteurs à essayer du procédé, et Bayer[1] de Bruxelles, en particulier, communiqua l'an dernier à la même Société belge de laryngologie et d'otologie le

1. Soc. belge de laryngol., etc., 1896. Travail publié *in extenso* in *Revue de laryngol. de Moure*, 1896, t. I, p. 641 et suiv.

résultat de son expérience. « Malgré mon incrédulité difficilement cachée, dit l'auteur dans sa communication, il n'y avait pas à insister devant l'affirmation de plusieurs confrères d'ajouter foi à l'efficacité de cette méthode, et je me suis décidé à l'essayer moi-même, étant donné surtout que l'on affirmait son innocuité, à la condition que la force du courant électrique ne dépassât pas 18 à 30 milliampères. Je déclare déjà que, tout en convenant de son efficacité surprenante, je récuse absolument le fait de l'innocuité de ce procédé. »

Bayer, quoique faisant usage de 30 éléments à la fois, et élevant insensiblement le courant électrique, au moyen du rhéostat, jusqu'à 10 milliampères, dut la plupart du temps réduire ce courant à 8 et même 6 milliampères pour pouvoir le laisser agir pendant 10 à 15 minutes. L'un des pôles positifs cupriques était enfoncé dans le cornet moyen, au milieu, en haut ou en bas, jusque dans la substance osseuse, tandis que l'électrode négative en platine était placée sur la cloison ou dans une proéminence cartilagineuse du méat inférieur; l'auteur relevait alors les phénomènes douloureux que nous avons déjà signalés, M. le professeur Bergonié et moi, dans un travail sur l'électrolyse interstitielle de la cloison du nez, pour détruire les saillies et éperons de cette région. Mais tandis que, pas plus que le Dr Cheval[1], nous n'avions observé d'accident, M. Bayer[2], au contraire, eut un cas de mort survenue chez une jeune fille de vingt ans, chez laquelle il pratiquait, le 16 novembre 1895, une séance électrolytique; pendant cette électrolyse l'aiguille positive fut placée dans le cornet inférieur, et la négative dans une arête de la cloison. L'intensité du courant ne dépassa pas 10 milliampères pendant 10 minutes. L'opération fut suivie de maux de tête violents; les jours suivants, la malade vit son odeur disparaître, mais dans la nuit du

1. *Rev. de laryngol. de Moure*, 1895, p. 605.
2. *Loc. cit.*, p. 641 et suiv.

27 au 28 novembre, c'est-à-dire onze jours après, elle éprouva dans l'oreille gauche des douleurs, qui allèrent en augmentant, furent accompagnées de vomissements, de douleurs dans la tête, puis, très rapidement, de symptômes méningitiques qui déterminèrent la mort.

Il n'est pas douteux que, dans ce cas, l'électrolyse ne fût coupable qu'à moitié, puisque, somme toute, ce n'est pas par les fosses nasales que se fit la propagation de l'infection vers les méninges, mais bien par l'oreille, qui fut, peu de temps après, atteinte de suppuration occupant la caisse et ayant très rapidement gagné la base du crâne, car la malade est morte avec tous les symptômes nets d'une méningite de la base.

Ainsi qu'il résulte de ces observations, dit M. Bayer, les premiers changements produits par l'électrolyse se manifestent par une modification de la sécrétion; la muqueuse devient rutilante par une nouvelle vascularisation; la sécrétion se modifie; au lieu d'être gluante, tenace et filante, d'un coloris gris blanchâtre ou gris jaunâtre, qui sans odeur de primo abord, devient fétide après dessèchement, elle se liquéfie; les croûtes ne sont plus si adhérentes et se détachent plus facilement; l'odeur nauséabonde disparaît quelquefois dès le premier jour; dans d'autres cas elle diminue fortement pour faire place à un état catarrhal chronique, avec une sécrétion plus ou moins abondante, avec ou sans odeur; résultat qu'on obtient avec le meilleur des traitements dans les cas enracinés, quelquefois seulement au bout d'un ou de deux ans de traitement; d'autres cas sont suivis d'un rétablissement assez prompt, et dans d'autres il faut encore traiter le catarrhe chronique; et il y a même des cas où l'on n'obtient pour ainsi dire pas de résultat; tout dépend plus ou moins de la gravité de l'affection et des circonstances.

S'il s'agit de donner l'explication de cet effet extraordinaire de l'électrolyse sur l'ozène, voici comment

M. Bayer l'expose : « Jusqu'ici on l'attribue surtout à l'action chimique du courant électrique. Comparé à une solution aqueuse de chlorure de sodium, le plasma lymphatique, qui baigne indistinctement tous les éléments cellulaires du corps, est décomposé par celui-ci dans ses molécules. Le Cl et l'O, attirés par le pôle positif, s'y réunissent à l'état libre; le H et le Na, au pôle négatif. Comme le pôle positif est constitué par une électrode soluble, une aiguille en cuivre, corps conducteur qui forme avec le Cl et l'O une combinaison chimique, un « oxychlorure cuprique » soluble dans le plasma, ce sel pénétrera dans les interstices péricellulaires et produira une action modificatrice moléculaire non seulement au pôle positif, son lieu de production, mais qui s'étendra encore plus ou moins loin, puisque nous savons que le courant électrique peut entraîner dans sa direction même des particules solides. Il s'opérera ainsi une véritable diffusion du sel nouvellement produit. A cette première action chimique on doit ajouter comme seconde « les troubles moléculaires profonds de la nutrition des tissus traversés par le courant pendant un temps plus ou moins long »; et, comme troisième, et pas le moins important facteur, on fait valoir — la nature microbienne de l'ozène étant définitivement admise — le pouvoir microbicide du courant électrique et de l'oxychlorure de cuivre, qui a été démontré par Apostoli et Laguerrière pour le courant électrique, et Gauthier pour l'oxychlorure de cuivre. Le chimiotaxisme des globules blanc a, d'autre part, démontré leur grande sensibilité à l'action des pôles et surtout du pôle positif : deux actions qui permettent d'expliquer les effets curatifs de l'oxychlorure de cuivre.

« En effet, dans cette interprétation se trouve l'explication de l'effet curatif de l'électrolyse; seulement, on fait jouer à des forces secondaires le rôle principal, tandis que celui-ci n'est représenté qu'accessoirement. Mes observations, ainsi que celles des autres expérimentateurs, ont démontré que, pour obtenir l'effet curatif de l'électrolyse dans l'ozène, non seulement unilatéral, mais bilatéral, et même de la cavité naso-pharyngienne et pharyngienne, il suffit généralement de faire une seule séance électrolytique unilatérale. Posé que l'origine microbienne de l'ozène est établie définitivement et sans contestation aucune, comment expliquera-t-on ce fait? D'abord, il n'est pas admissible que l'action chimique et microbicide du courant électrique agisse aussi loin, qu'elle puisse produire cet effet dans l'autre fosse nasale et dans le naso-pharynx; ensuite, l'odeur fétide, production microbienne, devrait disparaître avec la mort des microbes, ce qui n'arrive pas dans la plupart des cas; l'odeur ne disparaît généralement qu'au fur et à mesure que la guérison progresse. Or, l'origine microbienne de l'ozène ne sera pas démontrée avant qu'on ait apporté la preuve de la transmissibilité sur la muqueuse d'un sujet absolument sain, ou qu'on l'ait reproduite sur des animaux par l'introduction de cultures du coccobacille dans le nez. Si l'action chimique et microbicide ne suffit pas ainsi pour expliquer l'effet curatif du courant électrique, où faut-il le chercher? Nécessairement, dans le deuxième facteur, dans les troubles moléculaires profonds de la nutrition des tissus traversés par le courant. On n'a pas jugé nécessaire d'ajouter une grande importance à ce facteur, parce qu'on a cru pouvoir tout expliquer avec la théorie microbienne; on l'a considéré comme accessoire, et, cependant, c'est lui qui contient non seulement la clef de la solution de cette question, mais aussi celle de la genèse de l'ozène. En effet, sans faire violence à aucun fait, qu'est-ce qui empêche de voir dans le courant électrique un puissant excitateur nerveux, qui, provoquant des troubles moléculaires profonds des tissus traversés, agit violemment sur les terminaisons des nerfs sensibles de la muqueuse nasale? Ceux-ci réagissent par action réflexe avec une nouvelle impulsion trophomotrice, dont le premier effet consiste dans un afflux vasculaire actif; la muqueuse se tuméfie, et une sécrétion liquide, s'approchant de plus en plus de la normale, se produit au lieu de cette matière visqueuse, gluante et tenace, milieu de culture choisi pour l'établissement du microbe de l'ozène. La muqueuse se couvre donc d'une sécrétion liquide, contenant toutes les substances du mucus nasal normal, qui n'est favorable au développement d'aucun microorganisme. Comme on peut facilement s'en convaincre en examinant le mucus nasal normal, on s'étonnera de la rareté de microbes y séjournant. Le microbe de l'ozène, se trouvant ainsi privé de son milieu vital, disparaît au fur et à mesure que la sécrétion devient normale, et avec lui s'en va l'odeur caractéristique de l'ozène. Il n'y a rien qui empêche de recourir à l'action réflexe pour expliquer que la réaction trophomotrice s'étend sur toute la surface de la muqueuse nasale et rétro-nasale, vu que la physio-pathologie abonde en faits pareils. Mais, en même temps que la dénutrition de la muqueuse cesse, la régénération de celle atrophiée se produit, et par le fait, le deuxième des points cardinaux de l'ozène, l'atrophie, cesse d'exister après la disparition du premier, l'odeur fétide. Il n'en reste donc plus que le troisième, la rhinite; celle-ci peut persister comme catarrhe chronique nasal un temps plus ou moins long, et réclame alors les soins nécessaires pour disparaître complètement. »

Tout récemment encore, M. Rethi [1], de Vienne, a publié le résultat de son expérience sur le traitement électrolytique de l'ozène; 8 malades atteints de cette rhinopathie ont été soumis à ce mode de traitement.

Ils peuvent être divisés en deux catégories : 1° cas anciens, invétérés, à modifications tellement profondes que le retour à l'état normal pouvait être considéré comme impossible; 2° cas relativement récents, à modifi-

1. RETHI, Die Heilung der Ozaena mit Electrolyse (*Wiener klin. Rundschau*, n° 10, 1897).

cations moins prononcées, faisant espérer une guérison complète. Cependant, même chez les malades de la première catégorie, l'électrolyse donna des résultats meilleurs que n'importe quel autre moyen de traitement en faveur jusqu'ici. Il n'y a pas de cas qui résiste à l'électrolyse, et si l'on n'obtient pas toujours une guérison définitive, on peut toujours observer une amélioration considérable.

Une seule séance suffit souvent à amener cette amélioration, et cette dernière se manifeste non seulement dans la fosse nasale qui a subi l'électrolyse, mais encore dans la fosse opposée et jusque dans le pharynx.

L'intensité du courant et la durée d'application ne comportent pas de règle générale : il faut toujours tenir compte de la tolérance particulière à chaque malade, sans toutefois dépasser la durée de 15 minutes.

L'auteur a observé à la suite de ce traitement des douleurs dans la région temporale et derrière l'oreille du côté correspondant à la fosse nasale qui a subi l'électrolyse. Ces douleurs étaient souvent accompagnées de maux de dents et de larmoiement.

En somme, l'auteur se plaît à voir dans l'électrolyse, sinon un moyen spécifique, tout au moins un traitement infiniment supérieur à tous les autres moyens que nous connaissions.

Quant à sa manière d'appliquer l'électrolyse, elle ne diffère point du procédé indiqué par MM. Cheval et Bayer.

Nous avons tenu à insister longuement et à exposer en détail les travaux de MM. Cheval et Bayer et Rethi, parce qu'ils sont tous nettement affirmatifs; et à la lecture de leur travail il semblerait que le traitement curatif tout à fait spécifique de l'ozène réside bien dans l'électrolyse interstitielle. Désireux de contrôler nous-même les recherches entreprises par nos deux confrères belges, nous avons prié notre aide de clinique, M. le

Dr Brindel, de vouloir bien faire à notre clinique de la Faculté une série de traitements électrolytiques dans des cas d'ozène confirmés. C'est le résultat de ses expériences que M. le Dr Brindel vous apporte dans sa communication sur ce sujet, dont je ne retiendrai que les quatre traits principaux. Trente malades de ma clinique atteints de rhinite atrophique fétide ont été traités par l'électrolyse interstitielle, d'après les procédés de M. Cheval, à la clinique électrothérapique du professeur Bergonié.

M. le Dr Brindel me communique à ce sujet la note suivante : Il y a lieu de discerner, dit-il, deux sortes de résultats : ceux qui sont immédiats, constatés dans la première quinzaine qui suit l'électrolyse interstitielle, et les résultats éloignés, ceux qu'on pourrait considérer comme définitifs et seuls probants.

Chez nos 30 malades, sans exception aucune, dans les jours qui ont suivi le traitement, l'affection nasale a été modifiée. Chez tous nous avons fait passer un courant de 10 milliampères et voici ce que nous avons constaté :

Dès le lendemain, la muqueuse du cornet était tuméfiée, rouge, vascularisée. Les croûtes jaunes, épaisses, vertes, n'existaient plus du côté électrolysé ; à leur place on apercevait des mucosités gluantes, souvent teintées de sang et se détachant facilement par la simple action de se moucher. On pourrait qualifier cet état de réaction inflammatoire.

Lorsque les deux côtés ont été électrolysés à quelques jours d'intervalle, le malade dit ne plus moucher de croûtes pendant huit à quinze jours. L'odeur ozénateuse disparaît en même temps.

Malheureusement l'amélioration ne se maintient pas longtemps ; nous avons observé des récidives après huit jours, quinze jours, un mois, deux mois.

Chez 10 malades seulement, c'est-à-dire dans un tiers des cas, le résultat final a été bon. Aujourd'hui il n'y a plus, dans les fosses nasales de ces ozénateux ni odeur ni croûtes. Ces malades sont en traitement : 1 depuis onze mois, 3 depuis dix mois, 1 depuis neuf mois, 1 depuis huit mois, 2 depuis sept mois, 1 depuis cinq mois, et 1 depuis trois mois seulement.

Est-ce à dire pour cela qu'ils soient complètement guéris? Aucunement. Deux seulement nous paraissent dans ce cas : l'un a vu, sous l'influence de l'électrolyse, revenir un coryza hypertrophique qui avait nécessité, il y a trois ans, une double cautérisation. Ce n'est qu'après une cautérisation nouvelle et bilatérale qu'il a pu être entièrement délivré de son affection. L'autre, une dame, présentait peu d'atrophie et des croûtes à la partie antérieure seulement, et sur les cornets inférieurs, elle était donc très légèrement atteinte.

Les 8 autres offrent encore une atrophie très marquée de leurs cornets et de légères mucosités gluantes disséminées dans toute la fosse nasale. Ces mucosités se chargent de poussière noirâtre, comme on peut s'en rendre compte en les examinant sur place, et leur expulsion n'est possible qu'à l'aide d'irrigations nasales pratiquées tous les deux, trois ou quatre jours.

2 de ces 8 malades présentent également une pharyngite sèche accentuée, que l'électrolyse n'a en rien modifiée.

Ne tenant compte que du résultat le plus important, nous pouvons compter, à la rigueur, 10 guérisons. Une d'elles a été obtenue avec une seule électrolyse, 7 avec deux électrolyses, 2 avec quatre.

Des 20 autres malades, suivis pendant un laps de temps équivalent, ou à peu près, se décomposent ainsi : 7 n'ont retiré aucun avantage de leur traitement, malgré cinq séances chez 1, trois chez 2, deux chez 2 et une seulement chez deux autres. 2 de ces malades, il est vrai, sont porteurs d'empyème des cavités accessoires.

Enfin, 13 malades ont été sensiblement améliorés, mais sont loin d'être guéris; 3 ont également des empyèmes des cavités accessoires. Tous ces malades font des irrigations nasales. Ils n'ont plus d'odeur, mais s'ils restent deux ou trois jours sans se faire des irrigations, les mucosités deviennent épaisses et ont de la tendance à se transformer en croûtes. Ces 13 malades ont reçu d'une à cinq séances d'électrolyse chacun.

En résumé, le traitement du coryza atrophique avec ozène, par l'électrolyse interstitielle a donné, entre nos mains, les résultats suivants :

NOMBRE DE MALADES TRAITÉS

Guérisons apparentes telles que nous venons de les exposer	10
Amélioration notable	13
Résultat nul	7

Dans tous les cas où une pharyngo-laryngite accompagnait le coryza atrophique, cette complication n'a été en rien modifiée par le traitement, pas plus, du reste, que l'atrophie des cornets.

Il ressort donc de ces recherches que, malheureusement, l'électrolyse interstitielle ne saurait encore, comme le veulent les promoteurs de cette méthode, être considérée comme le dernier mot de la thérapeutique ozénateuse. Si elle compte à son actif quelques améliorations momentanées, il est facile de voir que dans la généralité des cas elle n'a pas suffi pour guérir les malades, pas plus en une qu'en plusieurs séances.

Je dois ajouter que je ne crois pas à la gravité de ce traitement. M. le Dr Bayer s'est trouvé en présence d'un cas malheureux, c'est-à-dire d'une otite moyenne aiguë suppurée infectieuse survenue à la suite d'une électrolyse. Mais n'a-t-on pas cité des cas de ce genre à la suite de simples cautérisations galvaniques faites sur les cornets, et Dieu sait pourtant si pareille intervention est considérée comme bénigne par tous les rhinologistes.

L'électricité a encore été conseillée et employée sous la forme de courants faradiques, dans le but d'augmenter la vitalité de la muqueuse; de même quelques auteurs ont proposé l'emploi des pointes de feu galvaniques (Garrigou-Désarènes, Bryson-Delavan), afin de modifier les surfaces de la pituitaire, et produire un nouveau tissu destiné à remplacer les surfaces dégénérées par des portions de muqueuse cicatricielle ayant l'avantage de ne plus produire de sécrétions ozénateuses.

Il faut croire que ces divers traitements n'ont pas donné de résultats bien appréciables, puisque, d'une part, leurs auteurs semblent les avoir eux-mêmes abandonnés, et que, d'autre part, ils n'ont guère trouvé de partisans pour en conseiller l'emploi. Il semble en effet assez peu logique, théoriquement du moins, d'appliquer des pointes de feu sur une membrane qui déjà tend à se transformer en une véritable membrane cutanée, et par conséquent à créer un tissu cicatriciel fibreux dans une région où on aurait besoin au contraire d'une muqueuse délicate, bien pourvue de glandes et destinée à remplir les importantes fonctions qui lui sont dévolues.

Sérothérapie. — Avec les idées actuelles sur la bactériologie de l'ozène et sur la sérothérapie, en général, il n'était pas possible que cette rhinopathie échappât à l'influence du moment et que l'on ne songeât pas à la combattre par les injections sous-cutanées d'un sérum plus ou moins spécifique. Jusqu'à ces dernières années, on pensait que les bacilles de Loëwenberg et d'Abel, que MM. Marano[1] et Strazza en Italie, avaient retrouvé dans leurs cultures, étaient bien les microbes de la fermentation et de la décomposition des sécrétions nasales, mais aucun de ces microbes n'avait pu engendrer un traitement spécial par des injections de cultures atténuées, et

1. *Arch. ital. di laringol. de Massei*, anno 10, fasc. 1.

comme il fallait que l'ozène eût aussi sa sérothérapie, il ne fallut pas s'étonner de voir MM. Belfanti et Della Vedova faire une communication sur ce mode de traitement à l'Académie de médecine de Turin dans la séance du 27 mars 1895[1]. D'après ces auteurs, l'ozène était la conséquence d'un bacille tout à fait analogue à celui de la diphtérie (bacille de Lœffler), ayant cependant une virulence considérablement atténuée. Ce micro-organisme se trouvait non seulement dans l'exsudat des ozénateux, à la surface, mais dans la profondeur même de la muqueuse nasale, provoquant à la fois l'altération de la sécrétion et l'atrophie muqueuse ou osseuse. Étant donnée cette origine soi-disant commune des deux bacilles, les auteurs eurent naturellement l'idée d'employer la sérothérapie antidiphtérique pour le traitement de la maladie, et dans une première statistique rapportée lors de leur communication, ils affirmaient que sur 32 malades, 16 étaient guéris, 7 presque guéris, 5 améliorés et 4 avaient une amélioration lente; ces derniers étaient du reste encore en traitement, et les auteurs espéraient obtenir une amélioration comme chez les précédents.

La méthode de traitement préconisée par Belfanti et Della Vedova consistait à pratiquer des injections de sérum tous les deux jours, ou même, si la chose était possible, tous les jours; le nombre des injections variait du reste avec la durée de la maladie, l'état général et local du sujet traité. Les modifications produites du côté des fosses nasales étaient la turgescence de la muqueuse, la disparition de l'odeur, la fluidification de l'exsudat et par conséquent la disparition des croûtes vertes.

Les complications observées étaient les mêmes que celles de la sérothérapie antidiphtérique, elles n'étaient ni graves ni dangereuses. Les auteurs conseillaient, bien entendu, de suspendre les injections dès qu'apparais-

1. *Settimana medic.*, 4 avril 1895 nº 14.

saient ces complications pour les reprendre ensuite, dès qu'elles avaient disparu.

M. Gradenigo, qui assistait à la séance, dit que sur 16 malades atteints d'ozène, dont 5 offraient le diagnostic bactériologique établi par Belfanti, 1 était amélioré, mais aucun complètement guéri, et qu'avant de se prononcer, il fallait encore surveiller les malades.

L'enthousiasme du premier moment ne tarda pas à se calmer, car peu de mois après, MM. Arzlan et Catterina[1], de Padoue, publièrent un travail dans lequel ils affirmaient qu'ayant soumis au traitement sérothérapique 7 malades atteints d'ozène typique essentiel, ils avaient observé une amélioration simplement momentanée, c'est-à-dire la turgescence et l'humidité de la muqueuse. De l'avis de ces auteurs, ces phénomènes ne tardèrent pas à disparaître au bout de peu de temps, lorsque les malades cessèrent leur traitement.

Dans les mois qui suivirent, M. Gradenigo à son tour, reprit la question du traitement sérothérapique de l'ozène[2], et déjà, dans cette communication, il montre que le traitement ne saurait être considéré comme absolument définitif et comme le remède réellement curatif de l'affection, puisqu'il fait quelques restrictions sur les cas rebelles dus soit à des tares héréditaires, soit à des ozènes engendrés, dit-il, par des microorganismes autres que ceux déjà connus. En revanche, dans cette communication, il signale les bienfaits de la sérothérapie dans certaines formes d'otites purulentes auxquelles il paraît surtout s'attacher.

Cette intéressante question a été reprise en France par M. le Dr Lautmann dans son travail inaugural[3] qui, après des considérations sur la nature du coryza atrophique et

1. *Arch. ital. di otol., rhin. e laring.*, n° 3, 1896.
2. *Arch. ital. di otol.*, n° 3, 10 juillet 1896, et *Ann. des maladies de l'oreille*, n° 8, août 1896.
3. Thèse de Paris, 1897, p. 99-100.

sur sa bactériologie, termine son travail en disant : « Quels sont les résultats que nous avons obtenus par la sérothérapie ; si nous comprenons par guérison de l'ozène atrophiant la disparition de la mauvaise odeur, le rétablissement d'une sécrétion normale de la pituitaire et un arrêt de l'atrophie, nous pouvons dire que la sérothérapie ne nous a donné aucun cas de guérison, mais nous avons vu des améliorations très notables consistant dans la disparition de la mauvaise odeur qui a été obtenue dans tous nos cas, après un nombre d'injections relativement petit. Cet effet est d'autant plus remarquable que parmi nos malades il se trouvait des cas où les lavages, même plusieurs fois répétés dans la journée, et des différents traitements antiozéneux n'avaient pas su triompher de l'odeur. Tous nos malades guéris de l'ozène (punaisie) continuent les irrigations nasales pour chasser la sécrétion, une seule irrigation par jour leur suffit. Quoique la sécrétion n'ait pas disparu, elle a perdu sa tendance à la dessiccation et les malades affirment que les croûtes se détachent mieux. Quant à l'arrêt de l'atrophie, nous ne pouvons pas encore nous former une opinion, le cas le plus ancien traité ne datant que de trois mois à trois mois et demi environ. Nous pouvons constater dans ce sens une tuméfaction de la muqueuse qui, au lieu de disparaître, s'est encore accentuée pendant le cours du traitement. »

Mais, ainsi que le fait observer en terminant l'auteur de ce travail, ce ne sont pas seulement les injections de sérum antidiphtérique qui produisent des résultats analogues, mais les simples injections sous-cutanées d'eau salée, de bouillon ou de sérum normal. D'un autre côté, il suffit de voir combien sont récents les résultats obtenus pour comprendre qu'ils n'ont qu'une valeur encore très relative.

Je terminerai enfin ce qui a trait à la sérothérapie de l'ozène en publiant ici deux notes que m'a adressées tout récemment M. le professeur Gradenigo, de Turin; elles jugent, je crois, la question en dernier ressort, puisqu'en effet, d'une part M. Gradenigo semble abandonner les injections sous-cutanées de sérum antidiphtérique pour préconiser un nouveau traitement, c'est-à-dire les injections iodo-iodurées, desquelles il a obtenu, affirme-t-il, les meilleurs résultats. Voici, du reste, les deux notes que m'a adressées, à ce sujet, le savant profeseur de Turin[1] :

« Les espérances qu'on a conçues lorsque, après la découverte du bacille simili-diphtéritique faite par Belfanti, on crut pouvoir guérir définitivement cette affection au moyen de la sérothérapie, ne se réalisèrent qu'en partie. Des expériences faites jusqu'ici, on peut conclure que si le traitement antidiphtéritique donne des résultats incontestablement favorables, ces derniers ne sont, le plus souvent, que transitoires, et les symptômes de l'affection ne tardent pas à reparaître une fois le traitement arrêté. En pratique, le traitement n'est pas sans inconvénients, puisqu'on est obligé de tenir compte des troubles locaux et généraux qui suivent les injections de sérum; ces troubles sont toujours désagréables et quelquefois tellement graves qu'ils obligent à suspendre le traitement à peine commencé. Pour toutes ces causes, j'ai cru utile d'expérimenter d'autres méthodes de traitement. Dans la séance du 3 juillet 1896, j'ai fait allusion aux bons résultats que j'ai obtenus, grâce aux injections intra-musculaires d'iode, suivant la méthode de Durante, dans quelques formes d'otite catarrhale chronique (scléroses), rebelles au traitement local et liées soit à une hérédité otitique, soit à des infections atténuées par l'hérédité (syphilis ou tuberculose chez les ascendants des malades)[1].

1. Du traitement de l'ozène *(Sulla cura dell' ozeno)*, par le prof. Gradenigo. Clinique oto-rhino-laryngologique de l'Université royale de Turin.

Comme les malades porteurs d'ozène présentent souvent des conditions diathésiques analogues, j'ai cru opportun d'étendre le traitement iodé à la cure de l'ozène. Je fais les injections tous les deux ou trois jours, de 1 à 3 centigrammes par jour, et me sers de la préparation de Durante. Le traitement a été continué pendant longtemps; tels de nos malades reçurent jusqu'à 50 injections. Je n'ai jamais noté de troubles d'aucune nature à la suite; leur seul inconvénient est que tous les malades ne les supportent pas tant elles sont douloureuses.

» Les résultats obtenus furent très encourageants. La sécrétion morbide devint moins abondante, plus fluide; l'odeur diminua considérablement, et disparut complètement dans quelques cas. Certains malades, porteurs de lésions initiales circonscrites seulement à la muqueuse du cornet moyen et à la partie supérieure du nez, et qui se plaignaient surtout de cacosmie subjective, virent tous ces symptômes rapidement disparaître sous l'influence de ce traitement. Même les otites chroniques suppurées ou sèches, liées à l'ozène, et qui avaient résisté à tous les autres moyens employés, ont beaucoup profité du traitement iodé. Malgré tous ces résultats cliniques, l'examen bactériologique pratiqué par moi et par le Dr Hoffmann ne permit pas de constater avec certitude une atténuation dans la virulence des microorganismes spécifiques, de sorte qu'on ne peut réellement parler de guérison.

» Quoi qu'il en soit, le traitement iodé doit être considéré aujourd'hui comme un des plus efficaces contre l'ozène et ses complications. »

Voici de quelle manière M. Gradenigo fait usage du nouveau traitement qu'il préconise :

« J'ai [1] l'habitude de pratiquer, au moyen de la seringue de Pravaz, des injections intra-musculaires avec la solu-

1. Lettre du Dr Gradenigo (Turin, 14 mars 1897).

tion suivante, recommandée par Durante contre les tuberculoses locales :

Iode métalloïde	1 à 3 grammes.
Iodure de potassium.	5 —
Eau récemment bouillie.	100 —

» Chaque gramme de cette solution contient de 1 à 3 centigrammes d'iode. Je fais les injections, tous les jours ou tous les deux jours, dans les parties molles des régions fessière ou interscapulaire; quelques malades supportent les injections faites dans le muscle deltoïde. J'injecte d'ordinaire la solution à 1 p. 100, et si je veux injecter 2 centigrammes, je vide deux fois le contenu de la seringue sans enlever l'aiguille. L'injection est très douloureuse, et certaines personnes particulièrement sensibles la supportent très mal. Chez la plupart des malades, la douleur très vive, qui suit les injections pendant les premiers jours, s'atténue par la suite rapidement : on dirait que le malade s'y habitue. Je n'ai jamais observé de complication locale, à la condition que l'injection soit pratiquée d'une façon aseptique; quelques malades seulement présentent, lors même que l'injection a été faite dans la région fessière, un petit nodule d'induration. Même en injectant deux centigrammes par jour, je n'ai jamais observé de phénomènes d'intolérance générale; dans quelques cas seulement, j'ai pu noter une légère arythmie cardiaque, l'apparition d'un coryza aigu, et, dans ces cas, il est prudent de suspendre pour quelque temps l'application du remède.

» L'iode me paraît avoir une action curative double : une locale, sur la muqueuse nasale; la sécrétion devient plus liquide, moins fétide, la muqueuse se tuméfie et s'hyperémie. Je répète que les microorganismes que contient la sécrétion, d'après ce que j'ai pu noter jusqu'ici, *ne disparaissent pas*. L'autre action curative de l'iode est d'un caractère général et se manifeste en ce que l'état général du malade s'améliore, la tête devient plus dégagée et plus libre, la sensation de vertige disparait, de même que les céphalées et autres symptômes accessoires de l'ozène. Chez quelques-uns de mes malades, j'ai pratiqué plus de 40 injections, en m'abstenant de tout traitement local; même les lavages de propreté deviennent moins nécessaires que par le passé.

» Lorsqu'en continuant le traitement je vois apparaitre de l'amaigrissement, de la pâleur, etc., je le suspends et j'ai recours à l'usage de l'arséniate de fer citro-ammoniacal (formule de Zambelletti, pour injections dans les parois intra-musculaires). Sans vouloir donner des indications précises à ce sujet, puisque les modalités du traitement doivent s'adapter aux conditions de chaque malade, je crois pouvoir affirmer d'une façon générale que le traitement par injections iodées intra-musculaires, continué pendant deux mois environ, doit être suspendu au bout de ce temps et remplacé pour un mois par des injections intra-musculaires de fer.

» J'ai pu me convaincre que l'iode métalloïdique administré par la bouche a une efficacité beaucoup moindre qu'en injections intra-musculaires. Dans quelques cas, surtout chez les enfants, quand je n'ai pu avoir recours aux injections, j'ai obtenu de bons résultats, grâce à l'usage continué pendant quelques mois de la combinaison iodée suivante, administrée par la bouche :

Teinture d'iode officinale. . . . . 10 grammes.

dans un flacon compte-gouttes à prendre de 12 à 14 gouttes par jour.

» J'ai l'habitude de faire prendre les gouttes dans le vin pur ou coupé d'eau, en deux fois, au déjeuner et au diner, par exemple. Le résultat ne s'obtient qu'après une durée assez longue.

» Je dois insister sur ce fait que le traitement iodé se propose un but différent de celui que vise le traitement sérothérapique, proposé par Belfanti et expérimenté par moi sur une échelle assez large. Ce dernier a pour but d'immuniser l'organisme contre le bacille simili-diphtéritique, lequel, grâce à sa présence constante dans la sécrétion ozéneuse, doit nécessairement avoir un rapport avec cette entité morbide; le traitement iodé modifie favorablement le substratum, comme cela arrive dans certaines formes de scrofule ou de tuberculose locale. Le traitement sérothérapique, sans être exempt d'inconvénients, donne des résultats brillants, qui, d'après mon expérience du moins, ne sont pas définitifs et ne durent que pendant un à deux mois après la cessation du traitement. L'iode ne m'a donné aucune guérison, mais des améliorations tellement considérables de l'état local et général que c'était presque de la guérison. Mon expérience est cependant trop courte pour que je puisse me prononcer sur le plus ou moins de durée des résultats obtenus.

» L'iode m'a donné de bons résultats dans d'autres affections encore. Je ne parlerai pas des adénites scrofuleuses suppurées ou non, parce que son action dans ces affections est trop connue. J'insisterai, au contraire, sur les bons résultats que m'a donnés cette méthode de traitement dans les otites suppurées ou sèches qui accompagnent souvent l'ozène et dans quelques formes de sclérose essentielle des oreilles moyenne et interne. J'avouerai cependant qu'en ce qui concerne cette dernière forme, je n'ai pu encore me rendre un compte exact des cas où l'iode procure un soulagement et de ceux où il reste inefficace; j'ai eu en traitement des cas de surdité progressive familiale et héréditaire dont quelques-uns doivent leur soulagement uniquement à l'iode, tandis que d'autres n'ont fait que s'aggraver sous l'influence de ce traitement.

» La méthode de traitement que je viens de décrire est contre-indiquée chez des malades atteints de tuberculose viscérale, de lésions rénales, de troubles cardiaques, de lésions rhumatismales des muqueuses nasale, pharyngée, etc. »

Il est facile de voir, par la variabilité même des promoteurs de la méthode sérothérapique, que l'importante question du traitement de l'ozène ne saurait être résolue d'une manière complète et aussi rapide qu'on semblerait le désirer. Ce n'est pas après quelques semaines ou quelques mois de traitement que l'on peut apporter des résultats probants dans une affection aussi tenace et aussi rebelle que l'est ordinairement la rhinite atrophique fétide. Il n'est guère de praticien qui, en appliquant un procédé quelconque, *et cela d'une façon régulière*, n'ait obtenu, pendant toute la durée de son traitement, et la disparition rapide de l'odeur et la liquéfaction des sécrétions, par conséquent, une amélioration extrêmement notable, que l'on pourrait considérer comme une guérison, si cette situation devait se maintenir lorsqu'on cesserait l'application du traitement employé. Or, nous ne pourrons considérer comme réellement efficaces et curatives de la maladie, que les médications internes ou externes, sous-cutanées ou autres, qui permettront au malade, une fois le traitement terminé, d'oublier à jamais l'affection dont il a été atteint et de rester guéri dans toute l'acception du mot. Non pas que nous ne regardions comme définitivement guéris que les malades chez lesquels la muqueuse ou les cornets se sont complètement régénérés; c'est là une solution qu'il ne nous sera probablement jamais permis d'espérer; mais bien ceux chez lesquels la sécrétion est assez peu abondante et assez liquide pour ne plus se concréter sous la forme de croûtes plus ou moins épaisses et, dans tous les cas, odorantes. De telle sorte que les 4 sujets guéris de leur rhinite atrophique fétide ressemblent tout à fait à ceux atteints de ces coryzas secs décrits par Mackenzie, auxquels nous avons fait allusion au début de ce rapport, ou à ceux que nous appelons des malades porteurs de cavités nasales agrandies par une autre cause, comme nous en observons chez d'anciens opérés de polypes du nez ou autres tumeurs ayant élargi considérablement les cavités, sans modifier jamais la sécrétion de la pituitaire, au point de lui donner les caractères cliniques qui constituent l'ozène.

Résumé général. — Dans l'exposé que nous venons de faire des différents procédés thérapeutiques ayant été préconisés contre la punaisie, nous voyons que chacun d'eux réclame une part plus ou moins considérable de guérisons, et, dans bien des cas, certains auteurs vont même jusqu'à affirmer que le pourcentage des malades guéris est plus des 9/10. Cependant, aucune de ces méthodes n'a été admise d'une façon générale par tous les praticiens, puisque chacun de nous a encore sa manière de traiter l'ozène et, je puis le dire, sa manière d'en comprendre le pronostic. Or, il n'est pas douteux que si des observateurs consciencieux viennent nous affirmer qu'ils ont guéri des rhinites atrophiques fétides et nous apporter des faits sérieusement observés, nous sommes bien obligés de considérer leurs assertions comme vraies, et d'admettre, comme je le disais au début de ce travail, que si tous les ozènes ne sont pas curables, ils peuvent être améliorés, et même la plupart d'entre eux guéris d'une manière définitive. Il semble également ressortir de l'exposé de nos recherches et de cette étude que la plupart des praticiens sont arrivés à un même résultat en employant des procédés souvent bien différents les uns des autres. En dehors des méthodes qui peuvent offrir des inconvénients pour le malade, telles que la sérothérapie, la large chirurgie du nez, etc., nous pensons que, pour être logique, il faut être éclectique et demander à chacun des moyens préconisés, ou mis en usage, ce qu'il peut avoir de bon, pour en faire bénéficier les malades. A ce titre, un point sur lequel nous sommes tous d'accord, c'est que les injections détersives, plus ou moins abondantes et plus ou moins antiseptiques, ont une action efficace pour débarrasser les cavités nasales des sécrétions qui y sont accumulées et pour faire, par conséquent, disparaître l'odeur.

Suivant que le praticien qui les prescrit est sceptique, quant à la guérison possible, ou espère, au contraire, obtenir un résultat curatif sérieux et définitif, il aura droit de faire bénéficier son malade de l'un des traitements locaux mis en usage ou préconisés jusqu'à ce jour. A ce titre, le massage vibratoire, pratiqué suivant des règles bien définies et avec soin, c'est-à-dire en parcourant tout l'intérieur des cavités du nez, constituera, à mon sens, un adjuvant précieux dont il faudra faire usage. D'après mon expérience, ce mode de traitement, sans être curatif, comme on l'a trop affirmé, exerce cependant une action efficace sur la vitalité et, par conséquent, sur la sécrétion de la pituitaire, particulièrement à la période de début de la maladie, alors que l'atrophie n'est pas encore trop avancée. Si, comme on tend à l'admettre aujourd'hui, l'ozène est le résultat d'une tropho-névrose, on comprend aisément que les frottements répétés et rapides d'un tampon d'ouate imprégné de substances médicamenteuses, ou même simplement d'un corps gras quelconque, destiné à faciliter son glissement, puissent agir en activant la circulation et la sécrétion glandulaire; il est même possible que, dans certains cas, à l'action topique du massage vienne s'ajouter celle du médicament employé. Nous ne reviendrons pas, du reste, sur cette question du massage vibratoire, que nous avons déjà longuement étudiée dans un paragraphe précédent. Je crois qu'il est d'autant plus utile qu'il est fait avec plus de soin et surtout qu'il est suivi d'une pulvérisation nasale, huileuse ou autre qui, à ce moment, a bien plus de chances d'imprégner la pituitaire et d'agir à sa surface.

L'électrolyse interstitielle pourrait également être essayée dans quelques cas, car, outre qu'elle ne me semble offrir aucune espèce de danger, si elle ne réussit pas, elle n'aura pas été nuisible à l'ozénateux.

Le traitement local fait régulièrement, non pendant des années, mais simplement pendant un mois ou deux, de temps à autre, a l'avantage énorme de permettre au praticien de suivre pas à pas son malade, d'assister pour ainsi dire à la formation des croûtes, de voir les points particuliers d'où semble sortir la sécrétion, et très souvent de faire reconnaître l'existence de sinusites sphénoïdales, maxillaires, frontales et ethmoïdales, qui restent à jamais ignorées et passent inaperçues, lorsqu'après un premier examen, ou quelques examens pratiqués de loin en loin, on se borne à prescrire des douches détersives, nasales ou rétro-nasales.

Le tampon d'ouate situé à l'extrémité du masseur sera, suivant les cas et suivant les convenances de chacun, imprégné de solutions iodées plus ou moins fortes. La glycérine phéniquée au 1/10 ou 1/5, le baume du Pérou, etc., ou même des solutions plus irritantes ou, au contraire, anodines, remplissent aussi le même but.

Voici les différentes formules que j'ai adoptées dans ma pratique :

Iode métallique	0,10 à 0,25
Iodure de potassium ...	0,20 à 0,30
Acide trichloracétique ..	0,15 centigrammes
Glycérine neutre......	60 grammes

De même, on peut faire usage de solutions huileuses, telles que :

Menthol	1 à 2 grammes
Eucalyptol	0,10 centigrammes
Huile de vaseline	60 grammes

Suivant les cas, non seulement on augmente ou on diminue les doses de principes actifs, mais on les modifie d'après les besoins du moment. Les solutions iodées paraissent surtout jouir à juste titre, du reste, de la faveur générale.

Le naphtol sulforiciné, autrefois préconisé par Ruault, est un topique extrêmement irritant, mais qui, chez certains malades dont la muqueuse est peu sensible, pourrait trouver ses indications; il serait cependant difficile d'en continuer l'emploi pendant plusieurs jours de suite, parce qu'il provoque facilement des hémorragies. Rappelons encore que les promoteurs de la méthode vibratoire accordaient une mention toute spéciale au baume du Pérou qui, d'après M. Garnault en particulier, semblait avoir une action plus efficace que les autres médicaments. Cet auteur recommandait aussi des solutions de sublimé au millième.

Le massage se fait avec ou sans cocaïnisation préalable de la muqueuse, suivant la tolérance de chaque sujet.

Le professeur Massei, de Naples, nous écrit qu'il considère qu'il existe trois catégories de malades : 1° ceux qui ne font aucun traitement et conservent indéfiniment leur maladie; 2° ceux qui se soignent un peu et s'améliorent de même; 3° enfin, ceux qui suivent le traitement avec beaucoup de régularité et arrivent à guérir au bout d'un laps de temps assez considérable, douze mois au moins.

Cet auteur conseille des injections d'eau salée bi-quotidiennes, et l'introduction dans le nez, le soir, d'une pommade composée de :

Iodoforme.......	1 gramme
Cumarine.......	0,25 centigrammes
Vaseline........	20 grammes

C'est, on le voit, à peu près la méthode universellement employée, à quelques formules près.

Traitement général. — Nous avons longuement insisté dans notre rapport sur le traitement local de la rhinite atrophique fétide, parce que c'est le seul sur lequel on ait réellement discuté durant ces dernières années, et c'est aussi le seul sur lequel la plupart des spécialistes aient chacun leur opinion.

Pour ce qui concerne le traitement interne, tout le monde est à peu près d'accord pour admettre que, suivant l'état général de chaque malade et sa tolérance, la médication sera plus ou moins active et énergique. C'est ainsi que, chez un ozéneux anémique, il conviendra de remonter la santé générale en administrant du fer sous l'une des formes variées où on le présente aujourd'hui. Le quinquina, la kola, la gentiane, les stimulants digestifs, tels que la teinture de noix vomique, les gouttes amères de Baumé, etc., trouveront également leur emploi. Un sel d'arsenic constituera également dans ces cas un excellent reconstituant; toutefois, si c'est l'état lymphatique, désigné encore sous le nom de scrofule, qui prédomine, ce qui arrive très souvent, il faudra s'adresser à l'huile de foie de morue, les quatre préparations iodées et iodurées, les sulfureux, les bains salés, un régime général tonique; en un mot toute la médication substitutive ou reconstituante indiquée en pareil cas.

En général, il ne suffit pas de prescrire tel ou tel médicament pour agir contre tel ou tel état constitutionnel, il faut avant tout s'assurer que les fonctions digestives s'accomplissent d'une façon normale, que l'estomac digère et absorbe les médicaments ingérés, et très souvent ce sera autant à une hygiène générale qu'il faudra demander la modification cherchée dans la santé générale du sujet, qu'à une médication interne énergique. Au même titre, ce sera à chaque praticien, suivant le malade qu'il aura en traitement, à assigner les différentes stations thermales, sulfureuses, arsenicales, eaux salines, bords de la mer, etc., qui conviendront le mieux pour relever les forces de son malade et le mettre dans les meilleures conditions possible pour combattre l'affection nasale dont il est porteur. Si cette dernière existe seule chez des sujets parfaitement sains et vigoureux, comme le fait arrive quelquefois, la médication interne pourra être à peu près nulle, et quoi qu'en dise M. Cozzolino dans un récent travail, ce sera au traitement local qu'il faudra surtout s'adresser pour obtenir le résultat cherché. Seuls les médicaments ayant une action élective sur la pituitaire pourraient être conseillés de temps à autre. A ce titre, l'iode et ses dérivés me paraissent mériter la préférence marquée dont ils jouissent dans la pratique. Nous avons vu que M. Gradenigo s'adressait à la voie sous-cutanée pour agir plus sûrement et plus activement, mais nous avons vu aussi que ce topique ainsi administré était douloureux et souvent difficile à supporter. Il s'agit de savoir si les résultats obtenus valent bien la peine de s'adresser à ce mode d'introduction du médicament ou s'il ne vaut pas mieux s'adresser tout simplement à la voie gastro-intestinale. L'avenir seul nous éclairera à cet égard, mais d'ores et déjà nous pouvons affirmer que si le traitement sous-cutané doit être longtemps prolongé sans apporter de guérison définitive, il a bien des chances de ne pas le voir se généraliser, malgré toute l'autorité du promoteur de la méthode.

Conclusions. — Traitement de l'auteur. — S'il faut, en terminant, donner la manière de procéder à laquelle je me suis arrêté depuis déjà quelques années, et dont je retire, lorsqu'elle est appliquée avec soin et avec régularité, les meilleurs résultats, c'est la suivante : Lorsque l'ozénateux se présente à mon examen et qu'il n'a fait aucune espèce de traitement, je commence, comme tous mes confrères, par débarrasser ses cavités nasales des croûtes plus ou moins épaisses sèches et poussiéreuses qui y sont accumulées; pour cela faire, je pratique une sorte de décortication de la muqueuse avec le porte-ouate garni et imprégné de glycérine phéniquée légère, ou autre topique analogue, en faisant de temps à autre des injections nasales détersives qui permettent au malade d'expulser plus ou moins complètement les produits de sécrétion contenus dans ses fosses nasales. Une seule séance suffit rarement à ce nettoyage; mais, le lendemain, il est généralement possible d'arriver au résultat cherché. Alors, après avoir exposé au malade la difficulté que nous avons à guérir son affection, je me borne à lui demander s'il est décidé à subir un traitement régulier qui aurait pour but non de le guérir immédiatement, mais de hâter cette guérison définitive; ou bien, s'il veut simplement se borner à débarrasser ses fosses nasales des productions ozénateuses, par conséquent de l'odeur qu'elles répandent. Alors, suivant sa réponse, je prescris ou le traitement classique des irrigations nasales et rétro-nasales, avec l'une des nombreuses formules que j'ai déjà publiées et dont je donne un peu plus loin les principales, puis je conseille de terminer cette douche par une pulvérisation huileuse faite à l'huile mentholée ou autre, ou même, dans quelques cas, simplement avec le liquide antiseptique de l'irrigation nasale. Si je fais pratiquer des irrigations abondantes, je conseille toujours de faire la première à l'eau salée, bicarbonatée, boriquée ou autre, la dernière seule devant contenir l'une des solutions antiseptiques suivantes :

Acide phénique floconneux....	25 à 30 grammes.	
Glycérine neutre..............	100 à 200	—
Eau.........................	400 à 300	—

Une cuillerée à soupe de ce liquide dans un litre d'eau bouillie tiède.

Pour pratiquer l'injection nasale antiseptique, on peut employer aux mêmes doses le lysol, l'acide sozolique et les divers sels de sozoïodol, le phénate de soude, le phénosalyl, le chloral, la résorcine, etc.; en un mot, les différents antiseptiques solubles dans l'eau. Souvent même on peut combiner leur emploi en variant la dose des médicaments actifs, de manière à arriver toujours au total de 25 à 30 grammes de substance antiseptique pour 500 grammes de liquide. On peut également faire usage de l'acéto-tartrate d'alumine, préconisé autrefois par Max Schäffer, de Brême, topique extrêmement actif, facile à se procurer et peu coûteux.

Il est bon d'additionner au début ces liquides antiseptiques d'un vinaigre aromatique quelconque qui augmente leur action anti-fétide, et permet de débarrasser assez rapidement le malade de l'odeur caractéristique de son affection, surtout si l'on a le soin de ne faire ces injections qu'après avoir soi-même pratiqué un nettoyage complet des fosses nasales, à l'aide du porte-ouate.

Si, au contraire, le malade désire suivre un traitement plus régulier, je me borne alors à prescrire des douches nasales ou rétro-nasales à l'eau salée, et je fais tous les deux jours, pendant quinze jours, puis deux fois par semaine pendant un mois environ, et ensuite de loin en loin seulement, suivant le résultat obtenu, un massage de la muqueuse nasale avec le porte-ouate imprégné de l'une des solutions dont j'ai donné la formule plus haut, iodée ou à la glycérine phéniquée au 1/15 ou au 1/10 même de préférence au début. Ce massage est suivi d'un lavage nasal et rétro-nasal pour enlever toutes les sécrétions qui viennent de se produire à la surface de la pituitaire, et je termine par une pulvérisation de nitrate d'argent variant graduellement de 5 à 25 0/0, suivant les cas, d'après le procédé qui a été recommandé par P. Meyjes[1] (d'Amsterdam), il y a déjà quelques années, procédé qui mérite certainement d'être conservé, car il rend, dans bien des cas, des services signalés. Une dernière injection alcaline enlève l'excès de nitrate contenu

1. Therapie bei Ozæna (*Monats. f. Ohrenheilk.*, n° 6, juin 1890, p. 176).

dans l'intérieur du nez, un lavage avec une solution iodurée légère sur les ailes du nez et la lèvre empêche ces dernières d'être tachées par le nitrate, et le malade rentre chez lui avec, très souvent, un léger coryza aigu, parfois même un peu de mal de tête. Généralement ces symptômes s'amendent assez vite, surtout si l'on ne dépasse pas les doses tolérables; à ce sujet il faut dire que la dose de 25 0/0 peut être assez rarement atteinte. C'est dans ces conditions qu'après un mois ou deux de traitement suivi, j'ai pu constater nettement les points d'origine de la sécrétion purulente et m'assurer que, dans les cas rebelles, la pituitaire n'était pas seule atteinte, mais que *très souvent* une ou plusieurs cavités accessoires participaient au processus morbide; j'ai alors dirigé ma médication vers la région malade, ce qui m'a permis, dans quelques cas, d'obtenir un résultat définitif; mais, dans d'autres, de voir, en dépit de tout traitement, l'affection persister. Il ne suffit pas, en effet, de diagnostiquer une suppuration sphénoïdale, ethmoïdale ou frontale, d'écouvillonner ces cavités, de les cautériser ou même de les curetter pour les guérir. Trop souvent, dans ces formes sinusiennes profondes, ethmoïdales et sphénoïdales surtout, le traitement le mieux appliqué et le plus régulièrement suivi n'amène pas la guérison. Les sinus maxillaires et frontaux, au contraire, ont l'avantage de pouvoir être traités directement, et la lésion isolée du sinus maxillaire est peut-être, de toutes, celle qui permet d'arrêter le plus sûrement l'hypersécrétion, puisque le malade peut être à même de pratiquer lui-même des lavages journaliers dans cette cavité.

Le traitement que je viens d'indiquer me paraît donc avoir des avantages sérieux. Très souvent il permet de préciser son diagnostic et de tenir ses malades sous l'influence d'un traitement régulier que l'on peut espacer plus ou moins, suivant les besoins de chacun d'eux. J'ai obtenu par ce procédé bon nombre de guérisons définitives; mais, dans bien des cas, j'ai été obligé de soigner mes ozéneux durant plusieurs années, quelques-uns même ont été en traitement pendant toute leur adolescence, c'est-à-dire qu'ils ont continué leurs douches nasales et rétro-nasales, en venant de temps à autre subir de véritables traitements réguliers de trois semaines à un mois, deux ou trois fois chaque année. Le mieux est encore de ne pas perdre les malades complètement de vue et, tous les quinze ou vingt jours, ou tous les mois, de les examiner, les suivre et leur faire subir un nettoyage complet.

Il est bien convenu que le traitement général, adapté à l'état constitutionnel de chaque malade, devra être institué dès le début, en même temps que le traitement local. Je ne crois pas devoir insister ici sur cette partie de mon rapport, que je viens de développer un peu plus haut. L'hygiène de tous les jours et de tous les instants sera, je le répète encore ici, un moyen de traitement énergique qu'il faudra savoir approprier aux besoins de chaque cas.

Ce que j'ai tenu à faire ressortir, avant tout, dans ce travail, c'est combien est néfaste pour le malade le scepticisme des médecins qui, de parti pris, rejettent toute espèce de médication comme devant être inutile ou tout au moins inefficace. Notre thérapeutique moderne a fait tellement de progrès dans tous les sens que nous ne désespérons pas de voir ceux qui croient à la guérison de l'ozène trouver un jour sinon le remède universel, au moins un procédé thérapeutique qui pourra être applicable à la généralité des cas, et nous aider à agir mieux et surtout plus vite que nous le faisons actuellement. Plus le mal est tenace, plus nous devons lutter avec l'espoir de le prévenir peut-être, et même de le guérir.

Bordeaux — Imp. G. Gounouilhou, rue Guiraude, 11

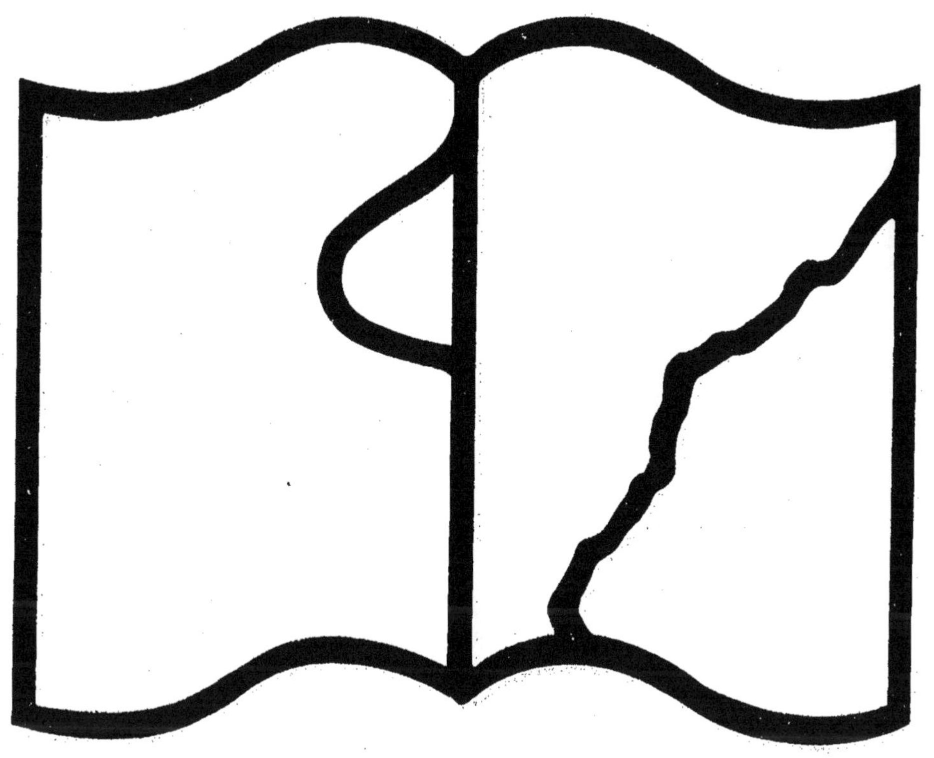

Texte détérioré — reliure défectueuse

NF Z 43-120-11

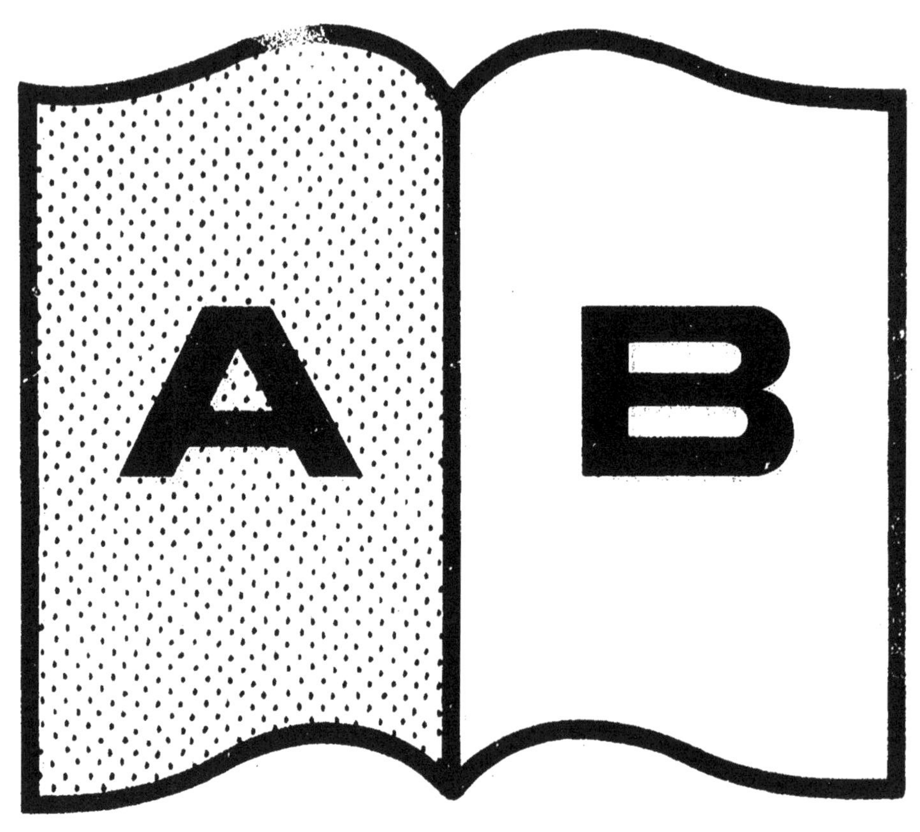

Contraste insuffisant

NF Z 43-120-14

www.ingramcontent.com/pod-product-compliance
Ingram Content Group UK Ltd.
Pitfield, Milton Keynes, MK11 3LW, UK
UKHW021012200726
13857UKWH00004B/1398

9 782012 932326